30년 세무회계업종 경험을 토대로 약국세무관련 서적출판

약국 세무 처방전

박연자 · 신상규 · 허지웅

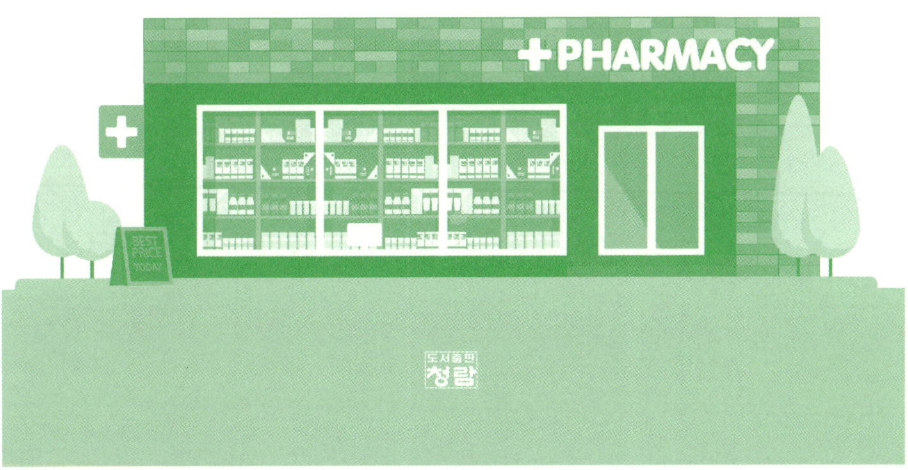

도서출판 청람

| 머리말 |

이 책은 세무분야에서 30년을 종사하면서, 특히 약국 세무분야를 어려워하는 약사님들을 대상으로 20년 넘게 현장경험으로 얻은 약국 세무실무와 약국 경영의 방법과 절차 등의 사례와 정보를 정리하였습니다. 새로이 약국을 개업하면서 어려움에 직면한 약사님들에게 조금이나마 도움이 될 수 있는 내용을 담고자 하였으며, 약사님들의 약국 경영의 길잡이가 될 수 있기를 희망하며, 용기를 낼 수 있었습니다.

저는 매일 아침 일을 시작할 때 가장 행복했습니다. 무려 30년 동안 세무분야의 일을 하면서 어려움을 겪었지만 직접 고객들을 대상으로 발로 뛰는 방문서비스를 통하여 힘을 얻을 수 있었고, 무엇보다도 서비스를 받고 도움이 되었으며, 약국 경영에 힘이 되었다는 약사님들의 말씀에 힘입어 여기까지 올 수 있었습니다.

"다른 사람에게 자신의 가장 소중한 것을 베푼다면 당신 또한 그들로부터 그들의 가장 소중한 것을 얻게 된다"라고 하비 파이어스톤이 이야기하였습니다. 진정한 성공의 법칙은 많이 나누며, 많은 노력을 하는 것이라 생각합니다. 그러면 그에 대한 보답으로 더욱더 큰 보상을 얻게 되며, 사람을 얻을 수 있다고 생각합니다.

인생에 있어서 가장 중요한 것이 사람의 마음을 얻는 것이라고 합니다. 세무분야에 종사하면서 조건 없이 일에 충실하였고, 일하는 자체가 즐겁고 행복하였으며, 큰 대가를 바라지 않고 일하다 보니 많은 약사님들과 고객들이 함께하여 주셨습니다. 그리고 수십 년간 여정을 함께 할 수 있는 동료들을 얻었고, 돈으로 살 수 없는 고객들의 마음을 얻었다고 생각합니다.

세무분야의 변화는 불가피하며 약국 경영에 큰 영향을 미치게 될 것입니다. 변화를 두려워하고 역행하려 한다면 약국은 발전하지 못하고 제자리에 머물게 될 것입니다. 지금 필요한 것은 걱정이 아니라 실행이며, 절세방안 등 세무분야에 관심을 갖고 적극적으로 준비하여야 합니다. 따라서 필자는 약국 경영의 현장에서 부딪치게 되는 현실적 세무분야 문제를 풀어갈 수 있도록 다음과 같이 제시하였습니다.

첫째, 약국 개설 준비 전 단계부터 개업 예정일까지의 준비과정에 필요한 사항을 총정리하였습니다. 특히 약국 개업에 따른 매매 및 임대차계약 관련 포괄양도양수계약 및 권리금, 관련 세금, 자금계획 등에 대하여 상세하게 약국 입장에서 쉽게 정리할 수 있도록 제시하였습니다.

둘째, 약국의 직원관리 및 4대보험 등 인사관리에 대하여 개정된 내용을 담아 설명하였습니다.

셋째, 약국의 소득세신고와 절세를 위한 인적소득공제, 약국과 벤처투자조합과 관련 등에 대한 소득공제, 성실신고 확인비용 세액공제 등의 서술로 절세에 쉽게 접근할 수 있도록 하였습니다.

이 책에서는 대표 약사님들과 20여 년 동안 약국 현장에서 접하는 일상적 세무 문제 및 절차를 쉽게 풀어갈 수 있도록 노력하였습니다. 또한 약국 개업과 실무에서 약사님들의 입장에서 최대한도로 권리금 및 약국의 개설절차 등 개업 전부터 개업 후 약국 운영과 세무에 관련된 부분을 기초부터 쉽게 접근할 수 있도록 방향을 제시하였습니다.

"뿌린 대로 거두리라"라는 말이 있습니다. 스스로 어떻게 문제를 보고 대처하느냐에 따라 오늘 여러분들의 행동에 영향을 미칠 것입니다. 모든 약사님들과 고객들이 세무분야에도 냉정하게 관심을 갖고 탈세가 아닌 절세의 방법으로 대안을 마련하고 준비하는 것이 최선이라 생각합니다.

약국의 작은 세무 문제 하나라도 쉽게 생각하지 않고 업무처리하는 직원들과 도서출판 청람 이수영 대표와 편집진 여러분, 30년 지기 주현식에게 깊은 감사를 드립니다.

2022년 5월 동트는 호구포역에서

저자 박연자

| 차례 |

PART 01 | 약국 개업

PART 02 | 약국 개업 시 검토사항

PART 03 | 포괄양도양수계약 및 권리금

PART 04 | 약국의 직원관리

PART 05 | 전문 세무대리인의 판단기준

PART 06 | 절세와 탈세의 차이점

PART 07 | 부가가치세

PART 08 | 약국의 종합소득세

Appendix | 부록

PART

01

약국 개업

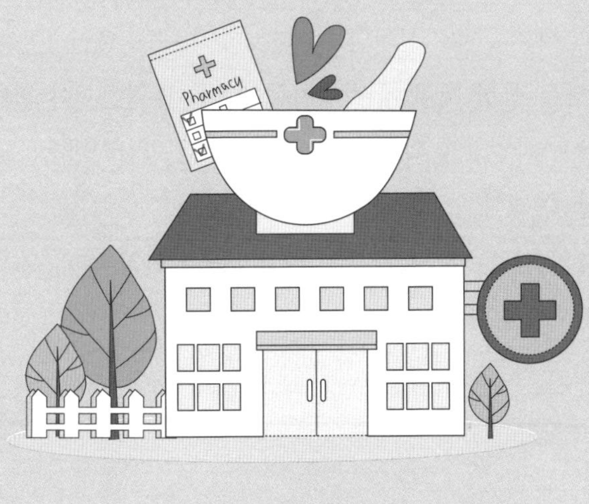

1 약국 개설 준비단계

약국을 개업하는 약국장은 개설 전에 준비해야 할 일들이 많이 있다. 상권을 분석하고 건물계약과 인테리어 검토, 자금의 차입과 기존 약국을 인수하는 경우 인수금액 조정(협상)과 소모품 등의 준비, 약국 청구프로그램 및 카드단말기 선정 등 준비해야 할 일이 열거할 수 없을 정도로 많다. 그중에서 약국 개설절차가 최우선이고, 사업자등록증을 발급받아야 한다(부록 5. 참조).

모든 사업자는 사업을 시작할 때 반드시 사업자등록을 하여야 한다. 사업자는 사업장마다 하여야 하며, 사업개시일로부터 20일 이내에 사업장 관할 세무서장에게 신청하여야 하고, 신규 사업자는 사업개시일 전이라도 신청할 수 있다.

사업자등록증을 사업장 관할 세무서장에게 신청한 경우, 신청을 받은 세무서장은 신청일로부터 2일 이내(토요일 · 공휴일 · 근로자의 날은 산정 제외)에 사업자등록증을 발급하여야 한다. 단, 세무서에서 사업장을 확인해야 하는 경우는 발급기한을 7일 이내로 발급할 수 있다.

개업을 준비하는 약사는 사업자등록 신청 전에 여러 가지 사전 준비사항을 다음과 같이 살펴보아야 한다.

▮ 약국 개설절차: 개설(최소) 7일 전 ▮

약국 개설등록증 신청(관할 보건소)	소요기간: 1~7일
↓	
사업자등록증 발급(관할 세무서)	소요기간: 2~4일
↓	
카드단말기 설치	소요기간: 최소 1일~최대 7일 (카드사 승인완료시점)
↓	
요양기관 지정 신청(건강보험심사평가원)	소요기간: 1일
↓	
약국 개업	

약국 개설 전 유의사항

- 세무서에 사업자등록증 신청 후 사업자등록증 발급시기 검토
- 카드단말기 설치 소요 예상기간 검토
- 개업자금(대출) 과정에서의 사업자등록증 필요시기 검토
  - 대출진행 후에는 카드발급이 제한될 수 있으므로 대출 실행 전에 미리 카드 발급
  - 요양기관번호까지 나오면 사업자등록증 사본에 1. 메일주소, 2. 요양기관번호, 3. 연락처, 4. 약국전화번호, 5. 면허번호를 적어서 여러 부 복사해두면 제약사와 계약 시 편리함
  - 원칙적으로는 약국 개설등록 이후 사업자등록증 신청이 가능하지만, 사업자등록증이 나와야 다른 업무 진행이 가능하므로 세무대리인에게 요청하여 사업자등록증 먼저 발급

2 개설등록

약국은 일반인 누구나 개설등록을 할 수 있는 것이 아니라 약사

자격증을 가진 사람만이 약국을 개설할 수 있다. 즉 법적으로 사업할 수 있는 면허증(약사)을 소지한 자만이 할 수 있는 사업이다.

법적으로 약국은 개설등록을 하는 사업에 속하기 때문에 다소 복잡한 절차를 거쳐야 된다. 약국을 개업하기 위해서는 우선 관할 보건소에서 약국 개설등록증을 발급받아야 하며, 이러한 개설등록증을 세무서에 제출해야만 사업자등록증을 발급받을 수 있다.

따라서 약국 개설등록을 하고자 하는 경우, 다른 업종과는 달리 약국 개설등록증은 당일 바로 발급되는 것이 아니라 일주일 내외의 시간이 소요될 수도 있음에 유의하여야 한다.

즉 시간을 예상하지 못한다면 약국을 개설하고도 사업자등록증을 발급받지 못하여, 판매나 약국 영업을 할 수 없는 경우가 발생하기 때문에 사전준비가 매우 중요하다.

약국 개설 사전준비

약국 개설 등록절차	약국 개설등록신청서 작성 → 신청사항검토(시설조사확인) → 결재 → 개설등록증 발급
구비서류	• 약국 개설등록신청서 • 약국: 약사면허증(한약국: 한약사면허증) 원본
확인사항	• 수수료 및 면허세 • 임대차계약서 • 건축물관리대장(근린생활시설 여부 확인)
시설조사 확인사항	조제실 • 저온 보관 및 빛가림을 위한 시설 • 개수대(수도시설) 확인 • 조제에 필요한 기구 • 마약류를 다른 의약품과 구별 · 저장하는 공간이 있는가? (시건장치 및 이중잠금장치 등)

▌약사면허증 발급절차▐

- 약사면허증은 약사고시 합격발표 이후에 발급 신청
- 서류 제출 후 1~2주 후에 발급

  약사고시 합격 발표 → 한국 보건의료인 국가시험원 회원가입 및 로그인(공동인증서) → 면허(자격)신청서 작성 후 출력 → 관련 서류 국시원 방문 접수 또는 우편(등기) 접수

  (보내실 곳: (05043) 서울시 광진구 자양로 126, 성지하이츠 2층 시험운영본부 자격관리부 면허교부 신청 담당자 앞)

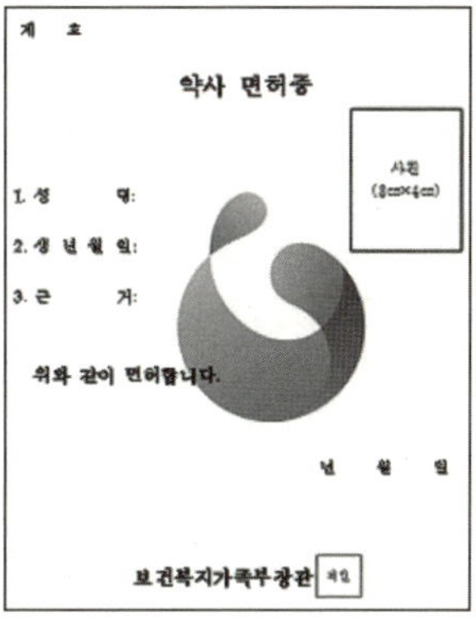
제 호

약사 면허증

사진 (3cm×4cm)

1. 성 명:
2. 생 년 월 일:
3. 근 거:

위와 같이 면허합니다.

년 월 일

보건복지가족부장관 직인

■ 관련 서류

1. 대학교 졸업증명서(사본 인정하지 않음)
   - 졸업 후 면허 발급 신청 가능
   - 졸업예정증명서는 불가능

2. 의사진단서
   - 병원, 의원(의사진단서 가능 여부 확인)
     (30일 이내에 발급 진단서 인정. 서류도착일 기준)
   - 일반 건강진단서 아님! 보건의료인용으로 발급!
   - 진단서에 들어가야 할 문구: "「정신보건법」 제3조 제1호에 따른 정신질환자, 마약 · 대마 · 향정신성의약품 중독자가 아님"

3. 교부신청서(국시원 홈페이지에서 작성 후 출력)
   - 과거 서식에 직접 작성하거나 면허(자격)증 교부신청서 없이 신청한 경우 접수 불가
   - 면허(자격)증 교부신청서에 인쇄된 바코드가 훼손되지 않도록 주의
   - 면허(자격)증은 신청서에 기재한 주소지로 발송(주소를 정확히 기재)되며, 수취인 부재 시 반송되므로 수령 가능한 주소 기재
   - 방문 수령 문의: 국시원 고객콜센터(1544-4244)

※ 서류 제출 후 1~2주 후에 등기로 받아볼 수 있음

동물약국 개설절차

1. 동물약국 개설

시, 군, 구 민원실 접수(처리 2일)

2. 신고방법

① 직접 방문: 시, 군, 구청 민원실에 접수 → 해당과 이송(통상 시, 군, 구 축산팀에서 처리) 검토, 결재 → 동물약국 개설등록증 교부

- 기존 약국의 경우: 동물약국 개설신고서에 약국 개설등록증 사본을 첨부하여 제출
- 신규 약국의 경우: 동물약국 개설신고서, 구조도/시설개요서를 첨부하여 제출

※ 백신제제를 취급하는 경우 냉장보관이 가능한 구분된 진열장 필요

※ 본인 아닌 대리인이 접수하는 것도 가능

② 정부24를 통해 인터넷 접수(https://gov.kr): 홈페이지 → 회원가입 → 검색란에 동물약국 개설신고 입력 → 동물약국 개설신고서 작성 → 약사면허증 첨부 → 수수료 결제

- 개설등록증 첨부가 잘 안 되면 팩스로 전송 가능
- 정부24로 신청이 불가한 지역에서는 동물약국 개설등록신청서와 약사면허증 사본 1부를 우편으로 송부하여 처리 가능(단, 해당 지역별 또는 담당자에 따라 해석이 다를 수 있으므로, 먼저 담당 관할 민원실에 사전에 전화하여 관련 근거 조항과 요구되는 서류를 체크하고, 직접 방문이 어려운 사정 등을 사전에 잘 설명한 후 진행하는 것이 좋음)
- 법에 규정된 구비서류에 대해 숙지 후 요구하는 서류제출
- 가장 최근 서식에서는 동물약국 개설신고서(수수료: 10,000원)와 약사면허증 사본 1부만 필요함

출처: 대한동물약국협회(https://anipharm.net/nboard/7978)

약국 법률 상식

1. 처방전 보존기간: 최종 3년 보관

위반할 경우, 「약사법」 200만 원 이하 벌금, 「국민건강보험법」 100만 원 이하 과태료

2. 관련 법령

- **「약사법」 제29조(처방전의 보존)** 약사 또는 한약사가 약국에서 조제한 처방전은 조제한 날부터 2년 동안 보존하여야 한다.
- **「약사법」 제96조(벌칙)** 다음 각호의 어느 하나에 해당하는 자는 200만 원 이하의 벌금에 처한다. 다만, 제30조 제2항을 위반한 자에 대해서는 고소가 있어야 공소를 제기할 수 있다.

  2. 제28조, 제29조 또는 제30조 제1항 · 제2항 · 제3항을 위반한 자
- **「국민건강보험법」 제96조의3(서류의 보존)**

  ① 요양기관은 요양급여가 끝난 날부터 5년간 보건복지부령으로 정하는 바에 따라 제47조에 따른 요양급여비용의 청구에 관한 서류를 보존하여야 한다. 다만, 약국 등 보건복지부령으로 정하는 요양기관은 처방전을 요양급여비용을 청구한 날부터 3년간 보존하여야 한다.
  (위 조항은 2019년 12월 3일에 제96조의3으로 변경, 결정되었으며, 2022년 7월 1일에 시행 예정)
- **「국민건강보험법」 제119조(과태료)**

  ④ 다음 각호의 어느 하나에 해당하는 자에게는 100만 원 이하의 과태료를 부과한다.

  4. 제96조의3을 위반하여 서류를 보존하지 아니한 자

약국에서의 차등수가

1. 차등수가제

차등수가제란 약사 · 의사가 하루에 너무 많은 환자의 진료 및 처방을 받아서 의료의 질을 떨어뜨리지 말라는 뜻으로, 의사의 하루 진료건수를 제한하고 이를 초과할 경우 불이익을 주고 진료의 질을 유지하려는 제도이다. 의사 1명이 하루에 75건 넘게 진찰할 경우 국민건강보험이 진찰료 등의 수가를 초과분에 대해 차감한다.

즉 의사, 치과의사, 한의사 또는 약사 1인당 진찰횟수 또는 조제건수에 따라서 요양기관에 진찰료와 조제료 등을 차등지급하여 주는 것을 말한다.

2. 약국에서의 차등수가

① 약사 1명당 일평균 조제건수를 토대로 차등지수를 구함

- 75건 이하: 조제료 삭감 없음
- 75건 초과 100건 이하: 조제료 10% 삭감
- 100건 초과 150건 이하: 조제료 25% 삭감
- 150건 초과: 조제료 50% 삭감

  ※ 전체 조제료에 적용하지 않고 구간별로 적용

  예 일평균 100건을 했을 경우: 75건까지는 삭감 안 하고, 75건 초과분에 대해서만 10% 삭감

② 차등지수 산출식: 이때 n은 약사 1명당 일평균 조제건수

- n이 75 이하일 경우에는 차등지수 1
- n이 75를 초과하여 100 이하일 경우에는 $\{75\times1.00+(n-75)\times0.90\}/n$
- n이 100을 초과하여 150 이하일 경우에는 $\{75\times1.00+25\times0.90+(n-100)\times0.75\}/n$
- n이 150을 초과하는 경우에는 $\{75\times1.00+25\times0.90+50\times0.75+(n-150)\times0.50\}/n$

  예 약사 1명당 일평균 조제건수가 110이라고 하면

  차등지수=75×1.0+25(75건 초과 100건 이하 건수)×0.9+10(100건 초과 150건 이하 건수) × 0.75/110(약사 1명당 일평균 조제건수)=0.9545

- 조제료×차등지수=실제 삭감 후 받는 조제료

  조제료×차등지수(삭감되는 정도)=실제 삭감 후 받는 조제료
- 차등지수를 구하기 위해 약사 1명당 일평균 조제건수가 필요

- 약사 1명당 일평균 조제건수(월 총조제건수를 약사수, 근무일수로 나눈 건수/월 청구일 경우)

  약사 1명당 일평균 조제건수={월 총조제건수−시간외[1]조제−비급여 조제−의료급여환자조제[2](중복 제외)}/해당 월 실제근무일수/약사수[3]

  주: 1) 시간외기준

  월~금요일: 09:00~18:00를 제외한 시간

  토요일: 09:00~13:00를 제외한 시간

  일요일 및 공휴일: 전체 시간

  2) 의료급여환자만 제외하고 차상위환자는 총조제건수에 포함

  3) 심평원에 등록된 상근자는 1인, 파트타임 근무자(주 3일 이상 20시간 이상 근무)는 0.5인으로 인정

[참고자료: 의사 또는 약사의 차등수가 적용기준]

1. 차등수가 관련 적용대상 의사 또는 약사의 수는 「국민건강보험법」 시행규칙 제12조 제1항 및 제2항의 규정에 의하여 요양기관현황(변경)신고서로 신고된 상근자를 원칙으로 하되, 다음 기준에 해당되는 경우에도 인정함
   가. 계약직 근무자는 근무시간 등 근무조건이 정규직 근무자와 동일하면서 3월 이상 고용계약을 체결한 경우는 1인으로 인정함
   나. 시간제, 격일제 근무자는 주 3일 이상이면서 주 20시간 이상인 경우 0.5인으로 인정함
2. 건강보험 행위 급여 · 비급여 목록표 및 급여 상대가치점수 제1편 1부 급여 일반원칙 Ⅲ 차등수가 적용 제외대상 중 평일 18시~익일 09시의 진찰료 및 조제료에 대해서는 1일 8시간(식사시간 포함)을 초과하여 발생한 경우에 한함(고시 제2015-206호(행위), 2015.12.1. 시행)

3 임대차계약

개업하기 전에 필요한 서류나 세무신고를 위한 준비사항은 첫째, 임대차계약 전에 임대인이 일반과세자인지 간이과세자인지를 확인하여야 한다. 이는 임차료에 대한 세금계산서를 받게 되는지

계산서를 받게 되는지에 따라 부가가치세 환급 여부가 달라지기 때문이다. 간이과세자는 세금계산서를 발행할 수 없다. 따라서 창업자가 일반과세자인 경우에는 해당 임차료에 대한 매입세액공제를 받지 못하게 된다.

4 사업자등록

사업자등록은 사업장 관할 세무서에서 직접 발급받거나 국세청 홈택스에서 신청하는 방법이 있다. 그러나 세무서에 직접 방문해서 사업자등록을 하는 것을 추천한다. 세무공무원에게 바로 수정이나 조언을 받을 수 있기 때문이며, 사업자등록증을 받으면, 사업에 관련된 집기나 물품 등을 매입할 때 사업자등록번호를 쓸 수 있게 되어 유리하다.

사업자등록은 사업장마다 하여야 하며 사업개시일로부터 20일 이내에는 해야 한다. 그렇지 않은 경우에는 매출에 대한 가산세, 매입에 대한 불공제 등의 불이익이 있다. 사업장의 임대차계약을 하면서 바로 사업자등록을 하는 것을 추천한다. 약국은 사업자등록 업태를 소매업, 종목은 양약(업종코드 523111)으로 한다. 또한 대부분의 약국에서 의료기기의 소모성 재료를 취급하고 있어 의료용 기구 소매업(업종코드 523120)을 등록하여야 한다.

업종에 따라 사업자등록에 필요한 첨부서류가 다를 수 있으므로 사업자는 사업자등록 신청을 하기 전에 관할 세무서에 연락하여 필요한 서류를 미리 알아보고 세무서를 방문하는 것이 좋다.

▌사업자 등록 구비서류 및 확인사항▐

구비서류 및 확인사항	사업을 시작하기 전 사업자등록 가능
1. 사업자등록신청서 2. 약국 개설등록증 사본 3. 사업계획서 4. 임대차계약서 5. 약국도면(「상가건물임대차보호법」이 적용되는 건물의 일부를 임차한 경우) 6. 2인 이상 공동으로 사업을 하는 경우 동업계약서 등 공동사업을 증명할 수 있는 서류(사업자등록은 공동사업자 중 1인을 대표로 하여 신청)	사업을 시작하기 전에 상품이나 시설자재 등을 구입하는 경우 예외적으로 사업개시 전 사업자등록을 하여 세금계산서를 교부받을 수 있다. 이때에는 사업을 개시할 것으로 객관적으로 확인되어야 한다(사업계획서 작성 제출).

▌사업자등록증 발급 후 준비사항▐

1. 사업자통장 개설 ☞ 주거래은행
   - 필요서류: 사업자등록증, 신분증
   - 건강보험공단의 청구금액 입금 계좌, 카드단말기 입금 계좌
2. 약국 프로그램 선정 및 카드단말기 신청 ☞ 단말기 업체 선정
   - 필요서류: 신분증, 사업자통장, 사업자등록증, 약국 내외부 사진
   - 소요기간: 3~5일(소요기간 지연 유의)
3. 공동인증서 발급 ☞ 가까운 건강보험공단 방문
   - 필요서류: 사업자등록증, 신분증
4. 인터넷, 전화, 팩스, 정수기, 보안업체, 약국봉투 및 약포지

※ 대출진행 후에는 카드 발급이 제한될 수 있으므로, 대출 실행 전에 미리 카드 발급

※ 요양기관번호 발급받은 후 사업자등록증 사본에 1. 메일주소, 2. 요양기관번호, 3. 연락처, 4. 약국전화번호, 5. 면허번호 적어서 여러 부 복사해두면 제약사와 계약 시 편리함

5 요양기관 등록(건강보험심사평가원 신청)

보건소에서 약국 개설등록증과 세무서의 사업자등록증을 발급받아 건강보험심사평가원 요양기관 등록 신청을 하면 문자로 임시요양기관기호가 부여된다. 이후 건강보험공단에서 공인인증서를 발급받아 건강보험심사평가원에 지급계좌 신고를 마치면 초기 개설등록절차가 마무리된다.

요양기관 등록절차

건강보험심사평가원 신청 → (회원가입 후) 임시요양기관번호 부여받음 → 건강보험공단 인증서 발급 → 건강보험심사평가원 지급계좌 신고

약국 개업 당일 절차

1. 약국 개설등록증 수령(보건소)
   대리인 수령 가능하니 보건소에 미리 연락하여 필요서류 구비
2. 요양기관기호(번호) 부여
   개설등록증을 받으면 건강보험심사평가원에서 문자로 임시요양기관번호 보내줌 → 보건의료자원통합신고포털(http://www.hurb.or.kr)에 접속하여 비회원 로그인 개설/지급계좌 신고 → 건강보험심사평가원에서 다시 문자로 정식요양기관기호 8자리 보내줌
3. 건강보험심사평가원 및 건강보험공단 가입, 공동인증서 등록(건강보험심사평가원, 건강보험공단 사이트)
   건강보험심사평가원과 건강보험공단에서 요양기관 회원가입 및 공인인증서 등록
4. 마약류통합관리시스템(NIMS, https://www.nims.or.kr) 회원가입
5. 약사회 신상신고

6 사업용 계좌 및 신고기한

약국사업자는 복식부기의무자(업종별 기준금액 이상인 개인사업자 및 전문직 사업자)로 사업용 계좌를 만들지 않으면 가산세가 부과되며, 사업용 계좌는 기존의 개인 통장을 사업자등록증과 함께 은행에서 만들 수 있고, 새로 만들 수 있다. 사업개시일이 속하는 과세기간의 다음 과세기간 개시일로부터 6개월 이내에 사업용 계좌를 세무서장에게 신고해야 한다.

사업용 계좌의 신고는 '복식부기의무자'에 한한다. 복식부기의무자는 다음과 같다.

전문직 사업자의 범위

부가가치세 간이과세 배제대상 사업서비스	의료 · 보건용역을 제공하는 자
변호사, 심판변론인, 변리사, 세무사, 법무사, 공인회계사, 경영지도사, 기술지도사, 도선사, 측량사, 공인노무사	의사, 치과의사, 한의사, 수의사, 약사, 한약사

7 사업용 계좌 미사용 가산세

비용의 지출에 대하여 사업용 계좌를 사용하지 아니하고 결제하였다고 하더라도 비용으로 인정받을 수 있다. 다만 복식부기의무자가 사업용 계좌를 신고하지 아니하거나 사용하지 아니한 때에 가산세가 부과된다.

사업용 계좌를 사용하지 아니한 때는 사업용 계좌를 사용하지 아니한 금액의 0.2%의 가산세를 부과한다. 또한 사업용 계좌를 신고하지 아니한 때는, 첫째 신고하지 아니한 기간의 수입금액의 0.2%, 둘째 해당 과세기간의 사업용 계좌 사용대상 거래금액의 0.2% 중에서 큰 금액을 가산세로 부과한다. 이는 매출거래에 대해서도 적용받으므로 주의하여야 한다.

신고기한	사업용 계좌 미신고 시 불이익
• 신규: 1월 1일~6월 30일 • 변경 · 추가: 확정신고 기한까지	① 가산세 • 미사용 가산세: 사용하지 아니한 금액의 0.2% • 미신고 가산세: ㉠, ㉡ 중에서 큰 금액 ㉠ 신고하지 아니한 기간의 수입금액의 0.2% ㉡ 거래대금 · 인건비 · 임차료 합계액의 0.2% ② 중소기업특별세액 등 감면 혜택 배제 (「조세특례제한법」 제128조 제4항)

8 사업용 계좌 사용방법

사업과 관련한 거래대금을 사업용 계좌를 통하지 않고 지급받는 경우에는 가산세대상이므로 주의하여야 한다. 사업용 계좌를 단순히 세무서에 신고하고 사용하는 계좌로 알고 있는 사업자가 많다. 하지만 사업용 계좌관리는 경영에 있어 실제 경비가 어디로 지출되었는지 파악하는 데 많은 도움이 되며 실제로 세무조사 시 거래

내역에 대한 증빙자료로 사용된다.

이는 사업용 계좌와 개인의 계좌를 구분하여 보다 명확한 세원 포착을 하기 위한 제도라고 볼 수 있다. 사업용 계좌는 개인사업자가 사업을 운영함에 있어 사용하여야 하는 계좌를 말한다. 세무서에서 현금 매출에 대한 신고 회피 등을 관리하기 위한 목적이 있다.

은행에서 사업용 계좌(통장)를 발급받고, 사업용 통장에 약국 상호가 인쇄되어 있으면 사업용 계좌로 등록되어 있는 것으로 생각한다. 이 경우 절차가 끝난 것이 아니다. 세무서에 별도의 계좌 신청서를 작성 · 제출하는 방법과 국세청 홈택스에 직접 등록하는 방법이 있다. 또한 사업용 계좌는 다수로 개설할 수 있다. 약국과 업종이 다른 사업을 하는 경우 사업장마다 신고하여야 하지만 중복하여 사용도 가능하다.

건강보험공단 청구금액 및 카드대금이 결제되는 통장 등도 모두 사업용 계좌를 사용하여야 한다. 사업용 계좌를 통하여 받거나 보내야 하는 거래를 살펴보면 다음과 같다.

사업용 계좌 의무사용대상 거래

비용의 지급	거래에 대한 수금
약품결제대금, 카드결제대금, 인건비, 매입비용, 임차료 지급, 4대보험의 지급, 사업과 관련한 전력비, 수도, 통신요금, 기타 판매관리비	매출채권의 결제, 외상매출금의 결제, 기타 어음 및 채권거래, 건강보험공단 청구금액, 카드결제 매출 입금액, 조제약 본인부담금 현금 입금액, 일반약 현금 판매액

만약 계좌를 개설하지 않거나 사용하지 않으면 가산세와 특별세액 감면 등에서 배제된다.

9 신용카드 및 현금영수증 발행

약국사업자는 신용카드 및 현금영수증 발행 가맹점 가입의무업에 해당된다. 가맹점 미가입 시 해당 기간 수입금액의 1%가 가산세로 부과될 수 있으므로 사업자등록 시 함께 신고하여야 한다.

카드단말기 설치 유의사항

약국에서 카드단말기 설치는 필수이다. 카드단말기를 신청하기 위해서는 사업자등록증을 첨부하여야 한다. 일반적으로 설치 신청에서부터 실제 설치될 때까지 약 일주일 정도가 소요될 수 있다.
신규 개설보다 기존 약국을 인수하는 경우가 많으며, 기존 약국이 폐업되어야만 보건소에서 약국 개설허가증을 발급해주고 있어, 사업계획서 등의 작성을 통해 보건소 개설허가증을 받기 이전에 사업자등록증을 발급받는 것도 고려해야 한다.
약국 개설등록을 하고, 사업자등록증을 발급받고, 카드단말기를 신청하면 원하는 날짜에 카드단말기를 사용하지 못하고 영업을 하게 되어 큰 손실을 볼 수 있다. 따라서 약국을 실제로 오픈하고자 하는 날짜에 카드단말기가 나올 수 있게 약국 개설등록 및 사업자등록을 신청하여야 한다.

10 개업자금(대출) 과정에서의 사업자등록증 필요시기 검토

약국을 개설하는 데 많은 자금이 요구되고 대출에 의존하여 약국을 개설하는 경우가 있다. 건물 인수자금 또는 운영자금 등의 대출조건에 차이가 있다. 은행은 대출시기에 사업자등록증의 필요시점 전후를 세밀하게 점검하여야 한다.

PART

02

약국 개업 시 검토사항

1 단독개업과 공동개업

사업은 소유권 형태에 따라 단독개업과 공동개업으로 나누어볼 수 있다. 최근 약국 개설을 하는 경우 초기 자금부담을 줄일 수 있다는 장점으로 공동개업을 많이 하고 있으며, 대형약국(문전약국)에서도 공동개설의 형태로 개업을 한다.

또한 부부 약사의 경우와 가족 구성원 중 한 사람이 약사인 경우 다른 업종보다 공동개업을 하는 경우가 많다.

1) 단독사업과 공동사업의 세금 차이

공동사업을 시작하면서 구성원 간의 기여도에 따른 손익분배비율을 약정하여 그 분배비율만큼 소득을 각각 가져가게 해야 한다. 공동사업의 구성원들 간에 분배받은 소득을 정확하게 구분하여 각각의 소득을 신고하여야 한다.

단독사업의 소득금액은 본인에게 귀속되고, 공동사업의 소득금액은 지분 또는 손익분배비율로 계산된다. 소득세법은 누진세율 체계로 같은 소득금액이 발생하면, 단독사업장보다는 공동사업장이 종합소득세 부담에서는 유리하다. 세금부담의 감소는 종합소득세의 단계별 누진세율 때문에 발생한다. 단계별 누진세율은 소득이 한 명에게 모아져서 높은 세율을 적용받는 것보다 여러 사람에게 분산되어 낮은 세율을 적용받는 것이 세금부담이 줄어든다.

2) 공동사업자의 유의사항

공동사업을 시작하면서 구성원 간의 기여도에 따른 손익분배비율을 약정하여 그 분배비율만큼 소득을 각각 가져가게 해야 한다. 공동사업의 구성원들 간에 분배받은 소득을 정확하게 구분하여 각각의 소득을 신고하고 그에 따른 세금과 4대보험을 납부하게 한다면 동업관계에 대한 악영향의 문제는 발생되지 않을 수 있다.

공동사업으로 인한 종합소득세 신고는 단독사업자의 신고와는 조금 차이가 있다. 사업소득이 발생하는 공동사업장을 1인 거주자로 보아 해당 소득이 발생한 공동사업장별로 소득금액을 계산한다.

공동사업에서 발생하는 소득금액을 해당 공동사업을 경영하는 각 구성원들 간에 약정된 손익분배비율에 의하여 분배되었거나 분배될 소득금액에 따라 각 공동사업자별로 분배한다.

공동사업장 구성원 간에 특수관계가 있는 경우(생계를 같이하는 자만 해당)로서 손익분배비율을 거짓으로 정하는 등의 사유가 있을 때는 그 특수관계인의 소득금액은 그 손익분배비율이 큰 공동사업자의 소득금액으로 계산한다.

3) 공동사업자의 기장의무

약국사업자는 약국 규모와 관계없이 복식부기의무자에 해당한다. 약국의 공동사업은 기장의무 판단에도 영향을 미친다. 약사가 임대업을 운영하는 형태에 따라 복식부기의무자에 해당할 수도 있고 간편장부대상자에 해당할 수도 있다.

단독사업과 공동사업의 기장의무

구분	부동산임대업 단독사업일 경우	부동산임대업이 공동사업일 경우
기장 의무	임대업의 규모와 상관없이 복식부기대상에 해당	임대업의 매출 규모에 따라서 복식부기 또는 간편장부대상자에 해당
	약국이 복식부기에 해당하기 때문에 부동산임대업도 자동으로 복식부기	약국이 복식부기에 해당하는지 여부와 관계없음

이러한 기장의무의 차이는 세부담 측면에서 많은 차이가 있다.

4) 동업계약서 작성 시 유의사항

공동개설 시 계약서의 작성을 주의해야 한다. 가족이 아닌 사람과 약국을 공동으로 개설할 경우 가장 중요한 부분이 계약서이다. 동업계약서에는 출자방법과 출자금액, 손익분배방법이나 운영상 특약 등을 자세히 기재하여야 한다.

손익분배방법은 지분비율의 경우 손해와 이익이 발생했을 때를 구체적으로 기재하여야 하고, 특별한 언급이 없으면 손익분배비율은 지분비율과 같다.

5) 공동개업의 효과 검토

공동개업은 절세효과 측면이 유리하며, 소득세율이 누진세율로 되어, 소득이 두 명으로 나뉘면 그만큼 낮은 세율의 적용을 받는다.

또한 4대보험을 적용하면 약국의 소득 규모에 따라 달라질 수 있고, 단독개업이 유리한지 공동개업이 유리한지는 서로 금액을 비교하여 실제로 산출해 보아야 한다. 공동개업이 단독개업보다 금액이 많지 않다고 하더라도 금전적으로 유리하다.

공동개업의 장단점을 판단할 때는 세금과 4대보험 및 운영의 복잡성을 고려해야 하며, 가족이나 부부 약사의 명의로 공동개업 시 다른 한 사람이 근무 약사로 급여를 경비로 지급하는 경우 실질 계산을 하여 유리한 점을 사전에 검토하여야 한다. 공동개업 시 종합병원 등의 문전약국이나 매출 규모가 큰 경우 자금이 많이 소요되며, 각자의 신용도에 따른 대출을 받아 개업하는 경우가 많다.

공동개업의 경우 각자의 공동사업자가 개별적으로 자금을 대출하여 공동사업자에게 투자한 것으로 보아 각자가 개별적으로 대출한 자금에 대한 이자비용을 인정받지 못할 수도 있어, 자금조달에 유의하여야 한다.

크게 보면 출자금 대출과 운영자금 대출 두 가지로 구분하여 나누어 볼 수 있다. 말 그대로 출자 대출은 공동사업을 위하여 출자하는 차입금을 말하고, 운영차입금은 공동사업을 운영하기 위한 차입금을 말한다. 실무에서는 구분하기 어렵다. 그러나 주식회사와 같은 법인은 자본금을 등기하기 때문에 출자금과 운영자금이 명확하여 둘의 구분도 명확하다. 개인의 경우에는 출자금을 등기하는 제도가 없어 둘의 구분이 어려워서 공동사업계약서를 작성하는 것이 좋으며, 다음의 사항을 포함하는 것이 좋다.

공동사업계약서 작성 유의사항

출자금 금액	출자금 규모	운영자금 조달	출자금과 운영자금의 지출
명확히 표시	최소화	사업자등록증 발급받은 후 대출	항목을 특정하고 구분하여 사용

출자금 금액을 명확히 표시하고, 출자금 규모를 최소화하며, 운영자금의 조달은 최대화하여 약국 운영을 원활히 할 때 은행 차입금 이자비용을 경비로 인정받아 절세에 도움이 된다.

2 약국 개업 시 매매 및 임대차계약

1) 매매 및 임대차계약

약국 개업 시 임차하거나 구입하여 사용하는 경우, 부동산 매매계약서 또는 임차계약서를 작성하게 된다. 매매계약서나 임대차계약서를 계약당사자 간에 서로 작성할 때 매매금액은 정확한지, 보증금과 월세금액, 임차기간은 정확히 기록되었는지, 임대인 또는 매도인의 주소와 주민등록번호 등 기재사항을 명확히 확인하여야 한다. 이 중에 하나라도 착오 발생 시 심각한 문제로 확대될 수 있기 때문에 신중히 검토하여야 한다.

또한 계약서 작성에서 매매금액 및 임대료와 관련된 부가가치세와 같은 쉬운 내용을 언급은 하였으나 누락하거나 실제 계약서와 다르게 '부가가치세 별도'라는 문구를 작성하지 않기도 한다.

'부가가치세 별도'의 내용 없이[01] 계약서를 작성하여 매매하는 경우 약국 건물을 판매하는 사람, 즉 매도자가 부가가치세를 손해 보게 된다. 임대의 경우도 건물주가 손해를 보게 된다. 따라서 특약사항을 계약서의 보완 차원으로 구체적이고 꼼꼼하게 기재하여야 한다.

약국의 특성상 약사는 언제든지 매도자가 될 수 있고, 매수자가 될 수 있으므로 주의를 하여야 한다. 약국 건물을 매도하는 약사가 계약서에 '부가세 별도'라는 문구를 언급하지 않는다면 건물을 구매하는 약사에게 부가가치세를 별도로 받을 수 없고, 약국을 매도하는 약사가 부담하게 되므로 손실이 될 수 있다.

약국을 임차하는 경우 '부가가치세 별도'를 표시하지 않게 되면 건물주가 갑의 위치에 있어 추가로 부가가치세를 달라고 하면 부담하지 않을 수 없다. 계약 당시 부가가치세 포함으로 협의하였다 하더라도 추가 세금계산서의 발행을 요구할 때 추가로 부가가치세에 대한 금액을 요구하면 부담을 하여야 한다.

즉 처음 계약할 때부터 '부가가치세 별도'의 문구를 삽입하여 부담자를 명확히 하면 분쟁을 방지할 수 있다.

01 「부가가치세법」 제29조(과세표준) 제7항 "사업자가 재화 또는 용역을 공급하고 그 대가로 받은 금액에 부가가치세가 포함되어 있는지가 분명하지 아니한 경우에는 그 대가로 받은 금액에 110분의 100을 곱한 금액을 공급가액으로 한다."

2) 상가임대차보호법의 주요 내용

(1) 임대차기간 보호규정

임차인의 계약갱신요구권은 최초의 임대차기간을 포함한 전체 임대차기간이 10년을 초과하지 아니하는 범위에서만 행사할 수 있다. 임대인은 임차인이 임차기간이 만료되기 6개월 전부터 1개월 전까지 사이에 계약갱신을 요구할 경우 정당한 사유 없이 거절하지 못한다.

(2) 제3자에 대한 대항력 확보

임차인이 대항력을 갖추기 전에 그 건물에 저당권이 등기되어 있고 가등기에 의한 본 등기로 소유권자가 변경된 경우에는 임차권이 소멸하여 상가를 비워주어야 하는 경우가 있을 수 있으므로 주의해야 한다. 임대차는 그 등기가 없는 경우에도 임차인이 건물의 인도와 관련 법령에 따른 사업자등록을 신청하면 그 다음 날부터 제3자에 대하여 효력이 생긴다.

(3) 임차권등기명령

임대차가 종료된 후 보증금이 반환되지 아니한 경우 임차인은 임차건물의 소재지를 관할하는 지방법원, 지방법원지원 또는 시·군법원에 임차권등기명령을 신청할 수 있다.

임차권등기명령의 집행에 따른 임차권등기를 마치면 임차인은 대항력과 우선변제권을 취득한다.

3) 검토해야 할 사항

(1) 부동산등기부등본 확인

부동산등기 정보자료가 부동산등기규칙에 따라 편성되어 있는 서류로서 소유권 및 저당권 등의 설정 여부를 확인할 수 있다. 발급은 관할 등기소 및 대법원 인터넷등기소(www.iros.go.kr)에서 확인할 수 있다.

- **갑구:** 소유자의 인적사항, 압류, 가압류, 가처분 등의 설정을 확인한다.
- **을구:** 저당권, 전세권, 지상권, 지역권 등의 설정 여부를 확인하다.

(2) 건축물대장 확인

상가건물의 지번과 실제 상가건물의 지번이 일치하는지 확인하고 희망하는 업종이 해당 상가건물에 적합한지 확인하며, 건축물대장에 기재된 소유자가 부동산등기부의 건물소유자와 동일한지 여부를 확인해야 한다. 발급은 구청 등과 정부24(www.gov.kr)에서 확인할 수 있다.

(3) 토지대장 확인

토지대장에 기재된 토지의 소재지와 지번이 임차하려는 상가건물의 토지소재지 및 지번과 일치하는지 확인해야 한다. 발급은 구청 등과 정부24(www.gov.kr)에서 확인할 수 있다.

PART

03

포괄양도양수계약 및 권리금

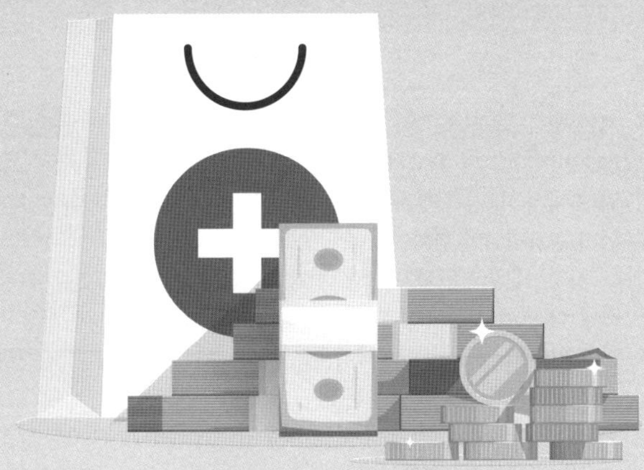

1 포괄양도양수계약

약국 개설은 신규 개설과 기존 약국을 인수하여 운영하는 경우로 나누어진다. 신규 개설 약국은 신규 투자금액이 많고 주변 의료기관으로부터의 처방전 발급 등이 검증되지 않아 불투명하다. 기존 약국을 인수하여 운영하는 것이 위험성이 덜하고 검증이 쉽기 때문에 선호하는 경향이 있고, 이를 「약사법」에서는 양도일로부터 1개월 이내에 약국개설자의 지위 승계[01]를 하도록 규정하고 있다.

이때 약국의 양도 · 양수에서 모든 권리와 의무를 포괄적으로 승계시키는 것은 재화의 공급으로 보지 않는다.

포괄적 승계

포괄적인 승계는 사업의 동질성이 유지되면서 경영주체만을 교체하는 경우를 의미한다. 다음의 경우에도 사업을 포괄적으로 승계시킨 것으로 본다.

- 미수금 · 미지급금에 관한 것, 해당 사업과 직접 관련이 없는 토지 · 건물

---

01 제21조의2(약국개설자의 지위 승계) ① 약국개설자가 영업을 양도한 경우에 그 양수인이 종전의 약국개설자의 지위를 승계하려는 경우에는 그 양도일부터 1개월 이내에 보건복지부령으로 정하는 바에 따라 그 사실을 시장 · 군수 · 구청장에게 신고하여야 한다.
② 시장 · 군수 · 구청장은 제1항에 따른 신고를 받은 경우에는 그 내용을 검토하여 이 법에 적합하면 신고를 수리하여야 한다. 이 경우 시장 · 군수 · 구청장은 양수인이 약사 또는 한약사가 아니거나 제5조 각호의 어느 하나에 해당하는 경우에는 신고를 수리하여서는 아니 된다.
③ 제1항에 따른 신고가 수리된 경우에는 양수인은 그 양수일부터 종전 약국개설자의 지위를 승계한다.
[본조신설 2019. 1. 15.]

등에 관한 것을 포함하지 않고 승계시킨 경우(이러한 것들을 제외하고 승계하여도 사업의 동질성이 유지되므로)
- 법인세법의 과세이연요건을 갖춘 적격분할의 경우
- 양수자가 승계받은 사업 외에 새로운 사업의 종류를 ① 추가하거나 사업의 종류를 ② 변경한 경우

기존 약국을 인수하는 방법은 포괄이 아닌 개별양도양수방식과 포괄양도양수방식의 두 가지로 나눈다.

1) 포괄이 아닌 개별양도양수방식

재화나 용역의 제공이 발생하면 부가가치세가 발생되고, 기존 약국을 인수하는 경우 자산과 부채를 인수하는 것으로 「부가가치세법」에 따라 세금계산서를 주고받아야 한다.

약국을 인도하는 약사와 인수하는 약사의 사이에서 세금계산서를 주고받아야 한다. 제약회사 등 일반거래에서만 세금계산서를 발급하는 것이 아니라 약국을 인수할 때도 기본적으로는 상호 간에 세금계산서를 주고받아야 한다.

2) 포괄양도양수방식

약국을 포괄양도양수(포괄양수도) 시에는 재화의 공급으로 보지 않기 때문에 세금계산서 교부를 하지 않으나, 약국에 관한 모든 권리와 의무를 양수한 약사는 포괄적으로 승계하는 것이다.

「부가가치세법」상 재화의 공급으로 보지 않는 사업의 포괄양도

는 사업장별로 그 사업에 관한 권리와 의무를 포괄적으로 승계시키는 양도로써 약국의 자산과 부채를 말한다. 약국의 인적 자산(종업원 등), 시설설비(시설장치, 기계장치) 등 약국 관련 자산 일체를 승계하는 것이 원칙이며, 종업원은 전부를 승계하는 것이 아니고 사업을 위한 최소한의 핵심인력을 반드시 승계하여야 한다. 모두를 승계시키되 일부의 미수금이나 미지급금 그리고 해당 약국과 직접 관련이 없는 토지, 건물 등은 제외해도 포괄양도로 볼 수 있다.

포괄양수도계약서 작성 시 양수 · 양도하는 자산과 부채의 목록을 계약서에 첨부하여야 하며, 또한 재고의약품은 해당 품목에 대한 목록을 보유하지 않거나 입증되지 않으면 인수한 약국에서 재고자산의 매입으로 신고할 수 있는 근거가 없어 계약서에 반드시 포괄양수도임을 명시하여야 한다.

즉 약국을 그대로 인수하여 대표 약사만 바뀌는 형태로 포괄양도양수를 할 때 요건에 부합되어야 하며, 요건에 해당하지 않음에도 포괄양도양수를 하면 오히려 불이익을 받을 수 있다.

포괄양도양수계약서 작성 시 검토사항으로는 다음과 같다.

- 약국을 인수하는 경우에는 포괄양도양수로 인정한다. 포괄양도양수에 의한 인수는 사업의 종류가 같아야 한다. 약국을 인수하는 경우에 포괄양도양수가 성립되는 것이지, 다른 업종의 사업을 포괄양수하여 약국을 개업하는 경우에는 사업의 종류가 달라 포괄양수에 해당하지 않는다. 물론 다른 업종의 사업을 포괄양수한 후에 다시 업종을 변경한 경우에는 포괄양도양수가 가능하지만, 직접 기존의 다른 업종 사업에서 약국으로

서의 포괄양수도가 인정되지는 않는 것이다.

- 약국의 폐업신고 후 포괄양도양수계약은 인정되지 않는다. 약국이 폐업하면 더 이상 사업자에 해당하지 않으므로 부가가치세 납부대상에 해당되지 않기 때문에 포괄양도양수계약은 인정되지 않는 것이다. 즉 계약서 작성 시 폐업일과 포괄양도양수일을 신중히 작성하여야 한다.
- 약국 운영 시 발생한 채권·채무의 일부만 인수하는 경우는 성립되지 않으며, 양도자의 채무를 승계받아 상환하는 경우도 발생할 수 있다.
- 본인 의사와 다르게 퇴사하는 경우에는 부당해고의 문제가 발생하므로 직원이 퇴사하기 전 사직서 등 문제 발생의 원인을 제거하여야 한다.
- 전문의약품과 일반의약품의 재고 및 약품 대금 정산에 유의하여야 한다. 전문의약품은 부가가치세를 포함한 금액으로 약값을 계산하여 정산하여야 한다. 일반의약품은 부가별도인 금액이므로 구입 시 부과된 부가가치세 처리과정에서 발생한 차액을 정확히 정산하여야 한다. 즉 전문의약품의 경우 구입 시 부가가치세를 부담하고 부담한 부가가치세를 공제받지 못하여 약값에 부가가치세가 그대로 포함되어 있다. 일반의약품의 경우 구입 시 부담한 부가가치세를 공제받았고, 포괄계약서에 의하여 일반의약품 재고 양도 시에는 부가가치세를 추가로 납부하지 않는다.

2 권리금(영업권)

1) 권리금(영업권) 및 시설권리금(기타소득)

권리금은 약국의 영업시설 및 비품, 거래고객에 관한 영업의 노하우와 약국 위치에 따른 영업 상권의 이점 등 유·무형의 가치를 양도하는 대가를 말한다. 약국의 매출 규모에 따라 형성되는 권리금이라 할 수 있고, 약국의 영업권리금은 조제료와 매약 매출 규모를 가늠하여 금액이 형성된다.

시설권리금은 기존 약국의 설비 투자비용에 대한 권리금을 말하며, 약국 인테리어 등의 설비를 말하는데, 가액은 사용한 기간(감가상각)에 따라 고려하여 책정한다. 관례적으로는 영업권과 시설장치를 포괄적으로 정하는 경우가 많다.

약국의 양도자가 '갑'의 위치에 있고, 양수자는 '을'의 입장으로 '갑'의 요구를 따르지 않을 수 없다. 하지만 '을'은 지급한 권리금에 대해 경비처리를 원하여, 세금신고 문제 때문에 '갑'과 '을'은 합의점을 찾아야 한다.

사업의 포괄양도양수

<table>
<tr><th colspan="2">구분</th><th colspan="3">신고방법 등</th></tr>
<tr><td>권리금</td><td>신고금액 서로 의논하여 발행금액 합의</td><td colspan="3">① 신고 여부 문제 분명하게 할 것
② 차후 발생할 세금부담 문제 논의</td></tr>
<tr><td>기타 소득</td><td>양수자의 원천징수 및 종합소득금액, 납부책임 확인</td><td>(양수자)
원천징수신고</td><td>(양도자)
종합과세 여부 체크</td><td>소법 시행령 제87조[02]</td></tr>
</table>

권리금 경비율의 개정

기간	기타경비	권리금	필요경비	소득금액	원천세액	원천세율
2018년 3월 31일까지	80%	1억	8,000만 원	2,000만 원	440만 원	20%
2018년 4월 1일 ~ 12월 31일까지	70%	1억	7,000만 원	3,000만 원	660만 원	20%
2019년 1월 1일부터	60%	1억	6,000만 원	4,000만 원	880만 원	20%

양도양수 신고방법

구분		신고방법		법령
권리금	신고금액 서로 의논하여 발행금액 합의	(세금계산서) 발행	(계산서) 발행	부법 시행령 제2조[03]
기타소득	양수자의 원천징수 및 종합소득금액, 납부책임 확인	(양수자) 원천징수 신고	(양도자) 종합과세 여부 체크	소법 시행령 제87조

---

02 「소득세법 시행령」 제87조(기타소득의 필요경비계산)
1의2. 법 제21조 제1항 제7호 · 제8호의2 · 제9호 · 제15호 및 제19호의 기타소득에 대해서는 거주자가 받은 금액의 100분의 70(2019년 1월 1일이 속하는 과세기간에 발생한 소득분부터는 100분의 60)에 상당하는 금액을 필요경비로 한다. 다만, 실제 소요된 필요경비가 거주자가 받은 금액의 100분의 70(2019년 1월 1일이 속하는 과세기간에 발생한 소득분부터는 100분의 60)에 상당하는 금액을 초과하면 그 초과하는 금액도 필요경비에 산입한다.

03 「부가가치세법 시행령」 제2조(재화의 범위)
② 법 제2조 제1호의 권리는 광업권, 특허권, 저작권 등 제1항에 따른 물건 외에 재산적 가치가 있는 모든 것으로 한다.

<table>
<tr><td>재고</td><td>① 장부상 재고와 실지재고 확인하여 재고가 많은 곳은 마이너스 발행, 재고가 없는 곳은 발행 안 함
② 재고명세서 작성 시 일반약, 전문약 구분 작성</td><td>(세금계산서) 발행</td><td>(계산서) 발행</td><td>부법 제14조[04]</td></tr>
<tr><td>집기</td><td>① 집기류 세금계산서 및 신용카드구입확인(적격증빙 여부)
② 세금계산서 발행 시 과세대상이므로 가액책정 유의</td><td>(세금계산서) 발행</td><td>(계산서) 발행</td><td rowspan="2">부법 시행령 제63조[05]</td></tr>
<tr><td>자동 포장기 등</td><td>① 면세 관련 약포장기 및 약제조기는 계산서 교부 대상
② 공통사용재화의 경우 안분대상임</td><td>(세금계산서) 발행</td><td>(계산서) 발행</td></tr>
<tr><td>기타</td><td>2018년부터 유형고정자산 양도손익 과세 신설</td><td></td><td></td><td>소법 제19조[06]</td></tr>
</table>

사업장의 사업용 자산을 비롯한 모든 인적(종업원) · 물적(사업설비) 시설 및 영업권, 그 사업에 관한 권리, 의무 등을 포괄적으로 양도양수하여 사업의 동일성을 유지하고 법률상 지위를 그대로 승계하면서 단순히 대표 약사만을 교체하는 사업의 포괄양도양수는

04 「부가가치세법」 제14조(부수 재화 및 부수 용역의 공급)

② 주된 사업에 부수되는 다음 각호의 어느 하나에 해당하는 재화 또는 용역의 공급은 별도의 공급으로 보되, 과세 및 면세 여부 등은 주된 사업의 과세 및 면세 여부 등을 따른다.

1. 주된 사업과 관련하여 우연히 또는 일시적으로 공급되는 재화 또는 용역

재화의 공급에 해당되지 않는다. 따라서 당해 약국의 시설비품 및 재고, 영업권 등에 대한 대가에 대하여 세금계산서를 발급하지 않는다.

사업의 양도에 해당하지 않는 경우 영업권(권리금) 양도 시 부가가치세가 과세되는 재화의 공급에 해당하며 과세와 면세를 겸업사업으로 운영하던 사업자가 공통으로 사용하던 영업권을 양도하는 경우에는 과세 및 면세수입금액비율에 따라 세금계산서 및 계산서를 구분하여 발급하여야 한다.

권리금으로 구분될 경우 각각의 증빙자료는 사업의 포괄양수도와 관계없이 양도하려는 항목이 일반의약품(매입 시 부가세 환급받음), 전문의약품(매입 시 불공제), 집기비품(안분계산)일 경우 양도양수 시에 일반의약품은 세금계산서를, 전문의약품은 계산서를,

---

05 「부가가치세법 시행령」 제63조(과세사업과 면세사업등에 공통으로 사용된 재화의 공급가액 계산)

① 법 제29조 제8항에 따른 과세표준에 포함되는 공급가액은 다음 계산식에 따라 계산한다. 이 경우 휴업 등으로 인하여 직전 과세기간의 공급가액이 없을 때에는 그 재화를 공급한 날에 가장 가까운 과세기간의 공급가액으로 계산한다.

$$\text{공급가액} = \text{해당 재화의 공급가액} \times \frac{\text{재화를 공급한 날이 속하는 과세기간의 직전 과세기간의 과세된 공급가액}}{\text{재화를 공급한 날이 속하는 과세기간의 직전 과세기간의 총공급가액}}$$

06 「소득세법」 제19조(사업소득)

① 사업소득은 해당 과세기간에 발생한 다음 각호의 소득으로 한다. 다만, 제21조 제1항 제8호의2에 따른 기타소득으로 원천징수하거나 과세표준확정신고를 한 경우에는 그러하지 아니하다.

20. 제160조 제3항에 따른 복식부기의무자가 차량 및 운반구 등 대통령령으로 정하는 사업용 유형자산을 양도함으로써 발생하는 소득. 다만, 제94조 제1항 제1호에 따른 양도소득에 해당하는 경우는 제외한다.

집기비품은 양도일이 속하는 과세기간의 과세 및 면세 매출비율에 의하여 안분계산해서 일부는 세금계산서, 일부는 계산서, 권리금은 전체를 금액에 대하여 세금계산서를 발급하여야 하고 양수인으로부터 기타소득에 대한 원천징수영수증을 수령하여야 한다.

영업권(권리금)은 「소득세법」 제21조에 규정된 기타소득에 해당되는 것으로 양도사업자에게 지급할 때 지급금액에서 필요경비로 60%를 차감하고 나머지 40%의 금액에 대하여 기타소득세 20%와 지방소득세 2%, 합계 22%를 원천징수하여 다음 달 10일까지 신고, 납부하여야 한다.

또한 기타소득금액(=기타소득－필요경비)이 300만 원 이하이면서 원천징수된 소득인 경우라면 분리과세 기타소득으로 종합소득세 합산대상에 해당하지 아니하는 것이나 기타소득금액이 300만 원을 초과하는 경우라면 종합소득세 합산대상소득으로 종합소득세 확정신고를 하여야 한다.

과세 · 면세 겸영사업자인 약국사업자가 폐업 전에 의약품 재고 재화를 타 사업자에게 매각 시 매입한 면세사업(의약품의 조제용역)에 관련된 매입세액으로 매출세액에서 공제하지 아니한 의약품의 공급은 주된 사업인 의약품의 조제용역과 관련하여 우발적 또는 일시적으로 공급되는 부수재화로서 부가가치세가 과세되지 아니하는 것으로서 계산서 교부대상이다.

참고로 사업자가 사업을 폐지하는 경우에도 잔존하는 재화는 자기에게 공급하는 것으로 보아 부가가치세가 과세되는 것이나, 2007년 1월 1일 이후 공급하는 분부터는 「부가가치세법」 제17조 제2항의 규정에 따라 매입세액이 공제되지 아니한 재화는 부가가치세가 과세되지 아니하는 것이다.

직접 판매(과세사업)와 의약품의 조제용역(면세사업)에 공통으로 사용하던 재화를 공급하는 경우의 부가가치세 과세표준은 「부가가치세법 시행령」 제81조 제1항의 규정에 의하여 안분계산한 금액으로 하는 것이다.

약국을 영위하던 사업자가 폐업 전에 의약품 재고재화 및 면세 관련 고정자산—약포장기 및 약제조기(분쇄기 등)—을 타 사업자에게 매각하는 경우에는 매입 시 면세사업(의약품의 조제용역)에 관련된 매입세액으로 매출세액에서 공제하지 아니한 의약품 및 고정자산의 공급은 주된 사업인 의약품의 조제용역과 관련하여 우발적 또는 일시적으로 공급되는 부수재화로서 부가가치세가 과세되지 아니하는 것이며 계산서 교부대상에 해당된다.

즉 과세사업에 사용하거나 과세사업과 면세사업에 공통으로 사용한 재화를 공급하는 경우에는 부가가치세가 과세(공통사용재화는 안분)되는 것으로 세금계산서 발행대상이지만, 과세사업에 사용하지 않고 면세사업에 사용하던 고정자산을 매각하는 경우에는 계산서 발행이 가능하다.

3 권리금과 관련 세금

1) 양도자의 부가가치세, 종합소득세, 양도소득세

(1) 부가가치세

세법에서 재화의 공급을 '계약상 또는 법률상의 모든 원인에 따라 재화를 인도하거나 양도'하는 것으로 규정하고 있다.

권리금은 약국에 관한 임차권, 영업을 위한 시설과 고객, 신용, 점포의 위치에 따른 영업상 무형의 재산적 가치 등에 대한 대가라 할 수 있다. 이는 재산적 가치가 있는 권리의 공급으로서 부가가치세 과세대상에 해당한다.

권리금(영업권)은 기타소득에 해당하여 양수자가 원천징수를 하여야 하는 경우 약국사업에 관한 모든 권리와 의무를 포괄적으로 승계시키는 사업 양도의 경우(포괄양수도계약)에는 부가가치세를 매기지 않는다. 따라서 이러한 경우는 세금계산서를 발행할 필요가 없는 것이다. 또한 권리금(영업권)을 받는 약사는 세금계산서를 발행하는 경우, 과세사업에 대하여만 세금계산서를 발행하는 것이기 때문에 총지급된 권리금 중에서 일반의약품 판매에 해당하는 비율만큼만 세금계산서를 발행하여야 한다.

(2) 종합소득세

약국의 권리금으로 받는 금액은 기타소득으로 과세한다. 기타소득의 경우에는 필요경비가 확인되지 않을 때도 지급금액의 60%에 해당하는 금액을 필요경비로 인정한다.

① 기타소득(권리금)의 수입시기와 원천징수

기타소득(권리금)에 대한 수입시기는 그 받는 날로 한다. 현금주의에 따라 현금을 받은 때를 수입시기로 한다.

권리금을 지급하는 양수자는 원천징수의무가 있고 권리금액의 필요경비(60%)를 인정하며 권리금액의 40% 금액에 20% 세율로 원천징수를 하게 된다. 또한 전체 권리금액에서는 8%에 해당하는 소득세를 원천징수하고, 지방소득세 0.8%를 합하면 권리금액의 8.8%를 원천징수하게 된다. 그리고 수입시기 다음 해 2월까지 지급명세서 제출의무가 있다.

② 권리금의 감가상각

권리금은 「소득세법」상 고정자산인 영업권(무형고정자산)에 해당한다. 지급한 과세기간의 장부상에 자산으로 계상하고 「소득세법 시행령」 제63조에 정하고 있는 내용연도(5년)에 따라 감가상각비로 약국의 경비로 처리한다.

(3) 양도소득세

약국 건물과 함께 양도하는 경우 받게 되는 영업권은 「소득세법」상 이를 기타자산으로 정의하고, 영업권의 양도라 하더라도 기타소득으로 과세하는 것이 아니라 양도소득세로 과세한다.

(4) 종합소득 합산 신고

「소득세법」은 일정한 원천에서 계속적이고 반복적으로 발생하는 소득만을 과세대상소득으로 하고, 불규칙적이고 우발적으로 발생하는 소득은 과세대상에서 제외하는 소득원천설(열거주의)을 근거로 과세범위를 정하고 있다.

사업소득, 기타소득을 합산하여 종합소득세를 신고하여야 한다. 예를 들면 다음과 같다.

- 약국 사업소득금액
  =총수입금액－필요경비×종합소득세율－누진공제
  =300,000,000원－255,000,000원(=45,000,000)×15%－1,080,000원
  =5,670,000원
- 기타소득금액(권리금)
  =총수입금액(권리금)－필요경비(권리금액×60%)×20%(원천징수)
  =200,000,000원－120,000,000원(=80,000,000원)×20%(원천징수)
  =16,000,000원

약국의 사업소득금액과 기타소득금액을 합산한 소득금액은 45,000,000원+80,000,000원을 합한 125,000,000원×35%－14,900,000원=28,850,000원이 된다. 즉 약국의 사업소득과 기타소득을 합한 금액에서 원천징수를 제외한 금액을 추가납부한다.

합산소득금액(종합소득금액) 28,850,000원에서 기타소득의 원천징수금액 16,000,000원을 제외한 12,850,000원을 추가납부한다. 주민세는 10% 별도임을 유의하여야 한다.

구분	양도자	양수자
신고의무	부가가치세 신고(폐업부가세 신고)	원천징수 신고의무(기타소득 신고 시)
	다음 연도 5월 종합소득세 신고	다음 연도 2월 지급명세서 제출
지급금액/수령금액	권리금+부가가치세-원천징수액	권리금+부가가치세-원천징수액

4 권리금 신고 시 검토사항

약국 권리금을 주고 인수하는 경우가 많아 인수 시 권리금 신고에 대한 양도자와 양수자의 입장이 다르다. 매도자는 소득 노출을 꺼리고, 관례적으로 처리하고자 원하는 경향이 있고, 매수자는 비용을 지불하였기 때문에 경비처리를 하기 위하여 신고를 원하지만 약국을 개업하면서 많은 금액의 권리금을 지급하고도 경비로 인정받지 못하는 경우가 많이 발생하고 있다.

하지만 세금적인 측면에서 볼 때 권리금을 신고하는 것이 매도자와 매수자 모두에게 유리하다. 비용으로 인정받을 수 있다는 점 때문에 매수자는 신고하는 것이 당연히 유리하다. 또한 매도자의 경우도 유리하다고 할 수 있다.

권리금의 기타소득은 60%의 기본경비가 인정되므로 세부담 측면에서는 다른 소득에 비하여 높다고 할 수 없다. 오히려 낮은 세부담 때문에 절세 측면에서는 권장된다.

그리고 권리금은 거액이 오가기 때문에 추후 부동산을 구매하거나 예금, 주식 등에 투자하면 국세청으로부터 자금출처에 대한 소명을 요구받을 수 있으며, 이에 대한 권리금 세금신고를 한다면 자금출처에 대한 소명이 가능하다.

5 약국 개업 시 자금계획

1) 대출 시 유의사항

(1) 은행 등 금융기관을 통한 대출

약국 개업 초기 많은 자금을 금융권을 통하여 대출한다. 금융권을 통하여 약국장 본인 명의로 자금을 대출하면 실제 대출금이 약국에 사용되었다는 '업무 관련성을 입증하는 데 유리하고', 매월 지급하는 이자비용이 전액 세무상 경비로 처리되는 이점이 있다.

(2) 타인을 통해 자금을 차입하는 경우

은행이나 금융기관 등 제도권으로부터 대출이 아닌 경우에는 이자비용을 경비로 인정받는 데 어려움이 있다. 타인으로부터 자금을 차입한다면 이자비용을 경비처리하기 위하여 계약서를 작성하여야 하며, 계약서 내용에는 이자율, 이자 지급 시기, 원금 변제방법과 시기, 차입금액 등을 명시한다.

약국 경비로 인정받기 위해서는 장부에 차입금 및 이자비용을 반영하고, 타인의 자금이 약국사업을 위해 지출되었다는 사업 연관성 자료를 준비해야 한다.

모든 자료를 갖추었고, 차입이 약국사업과 관련성이 있다는 것을 입증하더라도 이자비용을 경비로 인정받기 위해서는 첫째 금전소비대차계약서(실제 이자 내용) 준비, 둘째, 타인에게 이자를 지급하기 전에 비영업대금의 이익이라는 항목으로 지급하는 이자에 대하여 27.5%(지방세 포함)의 이자소득세를 약국에서 원천징수해서 세무서에 납부한다. 추후 종합소득세 신고 시 타인은 종합소득세와 합산하여 신고하기 때문에 상당히 높은 금액의 소득세를 지급하게 된다. 타인자본을 이용하고 지급하는 이자비용은 선의로 자금을 대여해준 사람에게 이자소득세를 지급하게 한다면 자금대여를 꺼리게 되고, 실제로 이자비용이 지출되었다 하더라도 현실적으로 경비처리에 어려움이 있어서 대부분 경비처리를 하기 어렵다.

금융기관에서 타인을 통한 대출인 경우, 타인명의의 담보 제공 시 약국장 본인 명의로 반드시 대출을 받아야 한다. 본인 명의의 대출이 아닌 경우 이자비용을 경비처리하면서 애로가 발생한다.

약국 개업 시 은행에서 차입한 모든 이자비용이 경비로 인정되는 것은 아니다. 약국을 개업하는 경우에 운영자금이 아닌 개업을 위한 자본금 투입은 이자비용의 경비로 인정되지 않을 수 있다.

대출금액이 자본금으로 투입되었는지 운영자금으로 투입되었는지는 판단하기 매우 어렵다. 하지만 공동약국을 개업하는 경우 특히 주의해야 한다.

(3) 부모나 형제자매 등으로부터 도움을 받는 경우

약국 개업 시 부모로부터의 자금지원을 증여로 처리할 것인지 대여로 할 것인지 명확히 판단하여야 한다.

부모로부터 차입한 후 상환할 예정이라면 차입계약서(차용증)를 반드시 작성해야 한다. 차용증에는 차용기간, 이자지급일, 이자율을 명시하고 이자지급일에 맞춰 이자를 지급해야 하며, 객관적인 차용으로 인정받기 위하여 공증을 받아두면 유리하다.

가족 간 거래는 증여로 추정하기 때문에 객관적인 자료를 제출할 수 있어야 한다. 실제로 부모로부터 돈을 빌린 것이 사실이라면 증여세를 과세할 수는 없다. 부모에게 이자를 지급하지 않거나 낮은 이자로 차입하면 세법상 증여로 보아 세금이 부과될 수 있고, 세법에서는 4.6% 이하의 이자를 주고받으면 그 차액에 대해서 증여세를 부과한다. 하지만 그 차액이 연간 1,000만 원에 미달하면 증여세가 과세되지 않는다.

자금을 무상 증여받으면, 증여받는 달의 말일로부터 3개월 이내에 증여세를 신고한다. 증여가액에서 증여공제를 하는데 배우자로부터 증여를 받을 때는 6억 원, 직계존속과 직계비속으로부터 증여를 받을 때는 5,000만 원(미성년자 2,000만 원), 기타 친족으로부터 증여를 받을 때는 1,000만 원을 공제한다.

(4) 자기자본으로 개업에 필요한 자금을 조달하는 경우

자기자본으로 개업할 시 자금이 많이 소요되기 때문에 자금금액에 따라 소명이 요구될 수 있다. 개인에 따라 직업, 연령, 소득세 납부실적, 재산상태 등을 종합적으로 판단하여 소득원이 불분명한 경우 자금출처조사를 국세청으로부터 받을 수 있다.

세무서에서는 증여받은 사실을 구체적으로 제시하지 못하거나, 당사자가 증여받지 않았음을 입증하지 못하면 증여세 과세를 한다.

자금출처의 인정범위는 다음과 같다.

- 근로소득으로 본인의 소득금액을 통해서 입증하면 인정 가능한 금액은 재직기간 동안의 총급여액에서 원천징수세액을 공제한 금액
- 금융소득으로 재산을 취득한 경우 자금출처로 인정되는 범위는 금융소득 지급금액에서 원천징수세액을 공제한 금액
- 부동산임대소득, 사업소득으로 총수입금액에서 비용을 차감한 소득금액
- 퇴직소득으로 총지급금액에서 원천징수세액을 공제한 금액
- 본인 재산의 매매 사실이 증빙에 의하여 확인되는 경우, 그 매매금액에서 양도소득세 등 상당액을 차감한 금액
- 기타 신고하였거나 과세된 소득금액에서 당해 소득에 대한 소득세 등 공과금 상당액을 차감한 금액
- 약국 개업일 이전에 대출한 부채로서 입증된 금액
- 약국 개업일 이전 자기 재산의 대여로 받은 전세금 및 보증금
- 현금, 예금 등 증여받은 경우 증여재산 가액 등

PART

04

약국의 직원관리

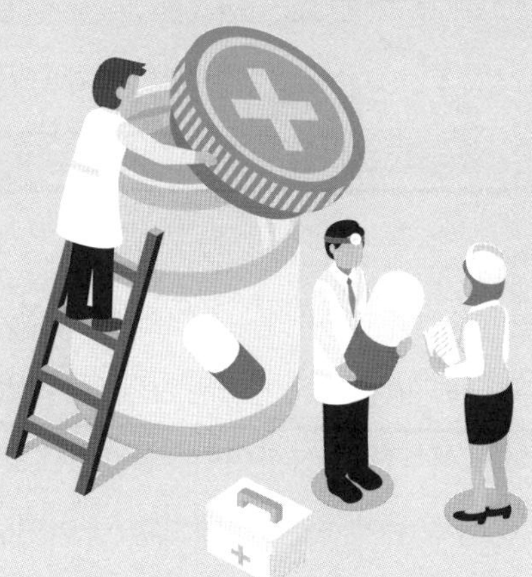

약국의 운영에 있어 직원관리는 매우 중요하다. 소규모 약국의 직원관리 및 노무(근로계약)는 장래의 위험과 비용부담을 줄일 수 있다.

인건비 신고는 절세의 한 방법으로 직원의 인사관리 및 4대보험료와 갑근세(근로자의 소득세) 등 예상치 못한 사항에 대하여 유의하여야 한다.

1 4대보험

보험부담률, 2022년 기준

구분	합계	사업주부담분	근로자부담분
국민연금	9%	4.5%	4.5%
건강보험	6.99%(건강보험료)+ 건강보험료의 12.27% (장기요양보험료)	3.495%+ 건강보험의 12.27%	3.495%+ 건강보험의 12.27%
고용보험	1.8% (업종별 요율 적용)	보수월액×0.9%	보수월액×0.9%
산재보험	(업종별 요율 적용)	0.9%	없음

법적으로 약국은 근로자를 고용하면 급여, 퇴직금, 4대보험 회사부담금을 부담하여야 한다. 약국에서 직원을 채용하면 채용과 동시에 근로계약서를 작성하여야 하고, 4대보험 관할 기관에 사업장 성립신고를 하여야 하며, 4대보험(국민연금, 건강보험, 고용보험, 산재보험)에 취득신고를 하여야 한다.

따라서 직원 한 명 이상 채용하면 4대보험 당연가입자에 해당되며, 건강보험은 14일 이내, 국민연금, 고용보험, 산재보험은 직원 입사 후 다음달 15일 이내 4대보험 공단에 취득신고를 해야 한다. 그리고 매월 급여지급 내용을 국세청에 신고하여야 한다.

가입의무기준

구분	나이	근무일	근무시간	비고
국민연금	만 60세 이상 제외	고용기간 월 8일 이상	60시간 이상	60세 이상
건강보험	제한 없음	고용기간 월 8일 이상	60시간 이상	계속 반복적으로 근무하는 경우 가입 대상 될 수 있음
고용보험	만 65세 이상 실업급여 제외	당연가입		약사의 동거친족 가입 제외(실지 근무자 확인)
산재보험	제한 없음	당연가입		

국민연금은 정산하지 않으며, 전년도 급여인상에 의한 추가 보험료 납부를 하지 않는다. 건강 · 고용 · 산재보험은 직전 1년간의 소득신고 후 정산과정을 통하여 추가로 납부 또는 환급을 받게 되는 구조이다. 보험료부담은 원칙적으로 약국과 직원이 1/2씩 부담하나, 고용보험 중 고용안정사업과 직업능력개발사업과 산재보험료는 전액을 약국이 부담하여야 한다. 약국에서 직원의 입사와 퇴사가 발생하면 법정 신고기한 내 신고하는 것이 매우 중요하다.

2 갑근세(갑종근로소득) 신고와 4대보험 신고

약국 직원의 인건비를 국세청에 신고하는 것을 '갑근세' 신고라고 한다. 국세청에는 매월 10일에 직전 달에 직원들에게 지급한 급여를 신고하며, 지급 시 원천징수한 세금을 납부하여야 한다.

갑근세(갑종근로소득)는 대표 약사가 약국 직원을 고용 후 급여 지급 시에 소득세를 원천징수하여 세무서에 신고납부하는 것을 말한다.

예외적으로 반기신고제도는 매월 10일 신고하지 않고 반기별로 신고하는 것을 말한다. 직전 연도 상시 고용인원이 10인 이하인 약국으로 원천징수의무자의 관할 세무서장으로부터 원천징수 대상소득에 대한 승인을 얻거나 국세청장이 정하는 바에 따라 지정을 받은 자(5인 이하)는 반기별로 신고할 수 있다.

신규 약국은 반드시 원천징수한 소득세를 그 징수일이 속하는 달의 다음 달 10일까지 원천징수 관할 세무서에 신고납부하여야 한다.

그리고 일용직을 고용하는 경우 지급명세서에는 일용근로자의 성명과 주민등록번호, 근무일수, 지급금액 등을 세무서에 제출하고, 근로복지공단에 일용직의 지급 내용에 대해 다음 달 15일까지 근로내용확인신고서를 제출하여야 한다. 지연 또는 수정신고할 경우는 1차는 5만 원에서 누적된 회차에 따라 최대 300만 원의 과태료가 부과된다.

약국의 일용직 신고는 반기별 신고가 아니므로 신고기한 매월 신고하여야 하므로 매달 회계사무실에 지급 내용을 통보하여야 한다. 따라서 정규직 급여신고나 일용직 급여신고는 지급 월의 다음달 10일까지 신고이므로 약국은 급여지급 내용을 회계사무실에 매월 통보해주고, 회계사무실은 반기별 신고를 하도록 하여야 한다.

3 약국의 인건비 구성

인건비는 약국과 개인의 근로계약으로 지급되는 것으로, 급여, 상여금, 퇴직금 등 이와 유사한 성질의 급여를 말한다. 급여는 근무기간과 업무의 성과에 따라 지급하는 인거비이며, 의무가 발생한다. 또한 일용직 또는 아르바이트생에게 지급되는 것은 '잡급'항목으로 비용처리를 한다.

일용직 등은 단시간 근로계약으로 근로를 제공한 날 또는 시간에 따라 근로대가를 계산하거나 근로성과에 따라 급여를 계산한다. 고용주에게 3개월 이상 계속하여 고용되어 있지 않고, 원천징수는 하는 데 연말정산은 하지 않으며, 매우 낮게 과세되고 있다.

일용직의 소득세=(일당−15만 원)×6%×55%

하루 이틀 정도만 고용하는 약사의 경우 많은 일당(금액)을 지급하고 세금이 적어 경비처리를 누락하는 경우가 많으나, 세금 측면에서는 반드시 경비처리하여야 한다.

실질적인 급여 이외의 경비 중 종업원이 받는 공로금, 위로금, 개업 축하금, 학자금, 장학금, 종업원의 자녀가 받는 학자금, 장학금 등을 급여에 포함하며, 무상으로 종업원의 주택구매 또는 임차에 드는 자금을 받음으로써 생기는 이익, 각종 수당 및 여비 명목으로 받는 정액 급여, 대표 약사가 대신 부담해주는 4대보험료 등은 실제로 지급하는 급여로 보아 신고를 하여야 한다.

그리고 직원이 약국으로부터 받은 식사(실물) 또는 식대를 받을 때는 월 10만 원까지만 비과세로 적용되며, 직원 또는 그 배우자의 출산이나 6세 이하 자녀의 보육과 관련하여 대표 약사로부터 받는 월 10만 원 이내의 금액은 비과세로 적용받는다. 또한 자가운전보조금은 직원 중 차량이 있고 가끔 회사를 위해서 사용하는 경우 일일이 정산하지 않고 월 20만 원의 범위에서 지원하는 경우 비과세로 적용된다.

즉 종업원에게 근로소득세가 부과되지 않으며, 대표 약사나 근무하는 종업원 모두에게 절세의 효과로 활용할 수 있다.

1) 근무 약사

근무 약사를 고용하면 건강보험심사평가원에 등록을 해야 하며 근무형태나 근무시간에 따라 크게 상근, 비상근, 기타로 구분하여 신고한다. 그리고 각각의 신고목적이 다르므로 그 목적에 맞게 4대보험에 가입해야 한다.

구분	근무 내용	차등수가 산정 인원	비고
상근 약사	주 5일 이상 근무하면서 주 40시간 이상 근무	1인	
비상근 약사	주 3일 이상 근무하면서 주 20시간 이상 근무	0.5인	한 달에 주 80시간 이상 근무하는 경우가 비상근으로 신고하는 대상에 해당
기타	주 3일 미만 또는 주 20시간 미만 근무	산정 인원에 포함되지 않음	

근무 약사의 근무시간을 건강보험심사평가원에 신고하는 목적은 근무시간에 따른 차등수가가 반영되기 때문이다.

상근 약사를 건강보험심사평가원에 신고하는 경우에는 일반적으로 시중 평균 약사의 월급여에 해당하는 금액 이상을 신고하여야 한다. 비상근 약사로 신고하는 경우에는 반드시 4대보험에 가입하여야 한다.

상근 약사 또는 비상근 약사의 근무시간이나 금액을 신고할 때는 건강보험심사평가원 신고와 세무서 신고 그리고 4대보험 신고 내용이 관례적으로 어느 정도 합리적이어야 추후 문제가 발생하지 않게 된다.

첫째, 실제로 지급하거나 둘째, 4대보험 등의 지출이 부담되기 때문에 실제보다 낮게 신고할 수가 있다. 이렇게 되면 건강보험심사평가원의 소명을 요구받게 될 가능성이 크다. 이유는 건강보험심사평가원에는 상근 약사로 신고했기 때문에 상근 약사의 경우 주 40시간 이상 근무하는 경우에 신고대상에 해당한다.

일반적으로 약국에서 40시간 이상 근무하면서 신고금액을 낮게 신고를 하게 되면, 매우 비정상적이기 때문에 건강보험심사평가원에서는 차등수가 적용의 적정성을 검증하게 된다. 이때 약국에 소명 요구를 하게 되며, 실제 통장 사본이나 근무 내역의 검증에서 사실과 다른 경우에는 벌금이나 영업정지 등의 매우 엄한 처벌을 받게 된다.

그리고 약국에서 비상근 약사를 건강보험심사평가원에 비상근으로 신고 시 4대보험에 가입하지 않는 경우가 있으나, 비상근 약사는 주 20시간 이상 근무하는 경우 4대보험 가입대상에 해당한다.

일반적으로 4대보험 의무가입대상은 한 달에 8일 이상이거나 60시간 이상 근무하는 경우에 해당한다. 즉 비상근 약사로 근무하고 4대보험에 가입하지 않는 경우가 문제가 되는 것이다. 비상근 약사로 근무한다고 건강보험심사평가원에 신고한다는 것은 무조건 4대보험 가입대상에 해당하기 때문이다.

약국에서는 근무 약사나 직원의 급여를 지급하면서 세금과 4대보험을 약국에서 전적으로 책임(부담)지고, 근무 약사에게는 매월 일정한 금액을 지급하는 것이 관행처럼 이루어지고 있다.

약국으로서는 4대보험이나 세금의 추가부담 부분에 대한 투명성 문제가 발생하고 이러한 금액을 장부에 반영하지 않게 되면 결국 당해 약국은 경비를 추가로 지출했음에도 절세효과가 나타나지 않게 된다.

근무 약사 급여지급에 따른 비교분석

세금 공제 전	약국이 4대보험을 대납하고, 퇴직금을 지급하지 않기로 계약한 경우 퇴직금 지급은 세금 공제 전 금액을 기준으로 산정하여 세무서 신고 여부 및 실제로 얼마를 세금 공제 전에 받았느냐에 따라 결정된다.
근무 약사의 급여액이 낮게 책정	약국이 4대보험 대납금액을 과소 납부하게 되며, 근무 약사들은 네트 지급방식을 선호하는 경향이 있으며, 근무 약사 구인난에 어려움을 겪는 약국의 경우 부득이하게 '네트 지급방식'을 채택하는 경우도 있다. 또한 세무신고는 네트금액으로 신고하는 것이 아니라 세전 총 급여금액으로 환산하여 신고하는 것이 절세효과 등에 유리하다.
연말정산환급	근무 약사가 얼마나 적극적으로 연말정산에 참여하느냐에 따라 세금 정산금액이 달라질 수 있으며, 신청서류 등을 적극적으로 제출하는 노력으로 환급금액을 높일 수 있다. 세금을 약국에서 대신 냈기 때문에 환급액이 발생하는 경우 당연히 약국장에게 귀속이 될 것으로 생각하겠지만 그렇지 않다. 환급액의 귀속이 근무 약사에게 있기 때문에(법적인 다툼 분쟁이나 소송이 발생) 유의하여야 한다.

약국 직원의 인건비 신고는 필수이다. 인건비 지급은 세법의 사업용 계좌를 반드시 사용하여야 하며, 직원급여 신고를 하는 경우 소득세가 절세되기 때문에 직원의 인건비 신고를 하는 것이 무조건 유리하며, 절세효과가 크다.

약국의 소득이 1억 5,000만 원이고 직원 1명의 인건비가 1,000만 원이라고 가정해보자.

직원 인건비 신고를 하는 경우와 하지 않는 경우를 비교하고, 4대보험 부담을 분석하면 다음과 같다.

근무 약사 신고에 따른 비교분석

인건비 신고를 하는 경우	인건비 신고를 하지 않는 경우
• 약국 직원의 인건비 신고를 할 때 약국의 소득금액 1억 5,000만 원이 1억 4,000만 원으로 줄어들고, 약국의 4대보험 부과금액이 감소한다. • 약국 직원의 급여신고로 인하여 직원의 소득이 1,000만 원으로 증가하면, 직원의 4대보험도 증가한다. • 약국의 4대보험이 줄어드는 반면, 직원의 4대보험이 늘어나게 되어 결국 4대보험 부담액은 같게 되는 것이다.	약국 직원의 인건비 신고를 하지 않을 때 약국의 소득금액이 줄어들지 않고, 1억 5,000만 원에 대한 4대보험을 납부하여야 하고, 실제 인건비에 대한 경비처리를 하지 못하게 된다.

결론은 약국 직원 인건비 신고는 하는 것이 유리하며, 상여금을 포함한 모든 인건비를 빠짐없이 신고하는 것이 절세에 있어서 매우 중요하다.

2) 특수관계 인건비의 신고

최근 인건비의 부담이 크고 사람을 고용하는 데 어려움이 있어, 약국에서는 부부가 같이 일하거나 친인척이 함께 일하는 경우가 많으며 가족과 같이 일하게 되면 최저임금으로 인한 경비부담에서 벗어날 수 있고, 가족 또한 인건비 처리를 통한 경비인정이 가능하다는 장점이 있다. 이때 가족의 인건비를 지급하는 경우 반드시 계좌이체를 하여야 한다.

또한 가족이라 할지라도 실제로 근무를 하였다면 당연히 비용으로 인정받을 수 있다. 가족을 근로자로 보는 경우 대표 약사로서는 4대보험 가입의 의무가 있으며, 실업급여를 받을 수 있는 고용보험과 사업장에서 사고가 일어나 산재처리를 받을 수 있는 산재보험은 가입하지 않아도 된다.

따라서 국민연금과 건강보험은 반드시 가입해야 하며, 사업용 계좌로 이체를 통해서 급여지급 사실을 확실히 하여야 한다.

가족에게 인건비를 지급할 때 세무조사를 받는 경우가 있다. 예를 들면 다음과 같다. 첫째, 동거가족의 허위신고, 둘째, 실제 근무하지 않은 가족의 인건비를 경비처리, 셋째, 다른 사람보다 많은 금액을 인건비로 신고하여 경비처리하는 것 등이다. 따라서 세법은 특수관계자에게 과다 급여지급을 규제하고 있으므로 일반직원과 비교하여 지급금액의 수준이 적합하여야 한다. 이에 따른 세무조사에 철저히 준비하여야 한다.

세무조사 준비사항으로 업무일지나 출근기록부, 업무 시 결재서류, 업무지침 등 가족의 급여에 대하여 실제 근무 여부와 근로기준법상 상근성, 계속성, 종속성을 확인할 수 있는 서류를 구비하여야 한다.

최근에는 약국의 경비시스템 도입으로 지문인식을 통한 출퇴근 기록부 작성 등이 용이하여, 가족의 경우도 출퇴근 기록을 유지하여 근무하였다고 해명할 수 있다.

3) 상시근로자 5인 미만 및 5인 이상 근로기준법 적용

소규모 약국은 상시근로자가 5인 미만 및 5인 이상일 때 「근로기준법」의 적용범위가 다르다. 근로계약서의 작성 교부의무와 최저임금제 적용의무, 퇴직금 지급의무, 4대보험 가입의무, 해고예고수당은 같이 적용하고 있으나, 법정근로 52시간, 연장 · 야간 · 휴일 근로수당 및 연월차휴가, 해고의 제한규정은 5인 이상의 사업장에만 적용의무가 있다.

상시근로자 5인 미만 및 5인 이상 비교표

항목	상시근로자 수	
	5인 미만	5인 이상
근로계약서 작성 교부의무 최저임금제 적용의무 4대보험 가입의무	있음	있음
법정근로 52시간	해당 없음	적용
연장 · 야간 · 휴일 근로수당	적용의무 없음	50% 가산의무 있음
연월차휴가	적용의무 없음	적용의무 있음
해고의 제한규정	해당 없음	적용
해고예고수당	적용	적용

고용노동부 근로감독 시 주요 점검사항

구분	내용
근로계약서 (전 사업장)	근로계약 체결 시 법령에 정하여진 모든 근로조건을 명시하며, 임금의 구성항목, 계산방법, 지급방법, 소정근로시간, 휴일 및 연차휴가는 서면으로 명시한다.
취업규칙 (10인 이상)	취업규칙을 작성하여 관할 지방노동관서에 신고한다. 근로기준법령의 요지와 취업규칙을 근로자가 자유롭게 열람할 수 있는 장소에 항상 게시하거나 갖추어 두어 근로자에게 널리 알린다.

근로자명부 (전 사업장)	근로자명부를 작성하여 보존하고 내용이 변경된 경우 지체 없이 정정한다(성명, 성별, 생년월일, 주소, 이력, 업무, 고용 및 갱신 연월일, 해고 연월일 및 사유 기재).
근태, 퇴직(해고) 관련서류	근태관리부, 사직원, 기타 퇴직 관련 서류
임금대장	최저임금, 연장, 야간, 휴일근무 등 문제점 파악 ※비과세수당 적용, 포괄임금제 시행 여부 등
연장, 야간, 휴일근로 (5인 이상)	연장, 야간, 휴일근로에 대하여는 통상임금의 100분의 50을 가산하여 지급한다.
주휴일(유급) (전 사업장)	1주 동안 소정근로일을 개근한 근로자에게 1주일에 평균 1회 이상 유급휴일을 준다. 일용근로자에게도 적용된다.
연차휴가(유급) (5인 이상)	1년 동안 8할 이상 출근한 근로자에게 15일의 연차유급휴가를 주고 계속근로연수 매 2년에 대해 1일을 가산한다(미사용휴가에 대한 보상).
퇴직급여 (전 사업장)	2010년 12월 1일부터 5인 미만도 적용한다(2012년 12월 31일까지 50%). 2012년 7월 26일부터 중간정산제도 폐지, 퇴직연금을 도입한다.
최저임금 (전 사업장)	근로자에게 최저임금 이상을 지급하여야 한다(최저시급: 2021년도 8,720원/2022년도 9,160원). 감시, 단속적 근로자 100%, 수습근로자 90%(1년 이상 계약)를 지급한다.
성희롱 예방교육 (전 사업장)	직장 내 성희롱 예방교육을 법령에 정하여진 방식에 따라 1년 1회 이상 실시한다. 단, 10인 미만인 경우 교육자료 또는 홍보물을 게시하거나 배포하는 방법으로 교육할 수 있다.
직장 내 괴롭힘의 금지 (5인 이상)	사용자 또는 근로자는 직장에서의 지위 또는 관계 등의 우위를 이용하여 업무상 적정범위를 넘어 다른 근로자에게 신체적 · 정신적 고통을 주거나 근무환경을 악화시키는 행위(이하 '직장 내 괴롭힘'이라 한다)를 하여서는 아니 된다.

4) 임금명세서 교부의무화[01]

2021년 11월 19일부터 사용자가 근로자에게 임금을 줄 때, 임금의 구성항목 및 계산방법, 공제내역 등을 적은 임금명세서를 함께 주어야 한다.

임금은 근로관계를 이루는 중요한 내용으로 과거부터 임금의 세부 내역을 기재한 문서를 주는 것이 일반적이다. 그러나 일부 사업장에서는 근로자에게 임금명세서를 주지 않거나 임금총액만 알려주는 경우가 더러 있기도 하였다. 이에 사용자와 근로자가 임금에 대한 정보를 정확히 주고받고, 임금체불이 발생할 경우 사용자와 근로자 간 액수 등에 대한 다툼의 소지를 줄일 수 있도록 임금명세서 교부를 의무화하는 내용으로 「근로기준법」이 개정(2021년 5월 18일 공포)되었으며, 11월 19일부터 시행되었다.

고용노동부에 따르면 주요 내용은 다음과 같다.

- 사용자는 근로자에게 '임금을 지급할 때' 임금명세서를 주어야 한다. 11월 19일 이후 임금지급분부터 적용된다.
- 임금명세서에는 「근로기준법 시행령」 제27조의2에서 정하는 기재사항을 반드시 포함해야 한다. 임금명세서에 필수적으로 기재해야 하는 사항은 다음과 같다.

01 고용노동부 2021. 11. 16. 보도자료 참조

임금명세서 기재사항

- 근로자의 성명, 생년월일, 사원번호 등 근로자를 특정할 수 있는 정보
- 임금지급일
- 임금 총액
- 기본급, 수당, 상여금, 성과금 등 임금의 구성항목별 금액(통화 이외의 것으로 지급된 임금이 있는 경우 그 품명 및 수량과 평가총액)
- 출근일수 · 근로시간 수 등에 따라 달라지는 임금의 구성항목별 계산방법(연장 · 야간 · 휴일근로를 시킨 경우에는 그 시간 수 포함)
- 임금의 일부를 공제한 경우 공제항목별 금액과 총액 등 공제내역

임금명세서는 서면 또는 「전자문서 및 전자거래 기본법」에 따른 전자문서로 교부해야 한다.

- 전자우편(이메일)이나 휴대전화 문자메시지(SMS, MMS), 모바일 메신저 등을 통해 임금명세서를 작성 · 전송하는 것도 가능하다.
- 사내 전산망 등에 근로자가 개별적으로 접근해 열람하고 출력할 수 있도록 올리는 것도 가능하다.

임금명세서 기재사항을 모두 적은 문서(전자문서 포함)라면 임금명세서에 해당하며, 반드시 특별한 서식으로 교부해야 하는 것은 아니다.

휴대전화 문자를 활용한 전자적 형태의 임금명세서 작성 예시

〈임금명세서 사례 1〉

이름: 홍길동

임금지급일: 2021. 11. 25.

임금총액: 2,817,000원

지급액 (기본급) 2,717,000원

(식대) 100,000원

공제액 (고용보험) 16,720원

(산재보험) 20,120원

(국민연금) 94,050원

(건강보험) 71,680원

(장기요양보험) 8,250원

계산방법 (기본급) 209시간×13,000원

〈임금명세서 사례 2〉

홍길동 님께 2021. 11. 25.에 총 48만 원을 지급하였습니다.

2021. 11. 총근로시간 48시간에 대해 시간당 1만 원을 지급하였습니다.

별지 제17호의2서식

<table>
<tr><td colspan="6">임금명세서
지급일: ○○○○-○○-○○</td></tr>
<tr><td>성명</td><td colspan="2"></td><td>생년월일(사번)</td><td colspan="2"></td></tr>
<tr><td>부서</td><td colspan="2"></td><td>직급</td><td colspan="2"></td></tr>
<tr><td colspan="6">세부 내역</td></tr>
<tr><td colspan="3">지급</td><td colspan="3">공제</td></tr>
<tr><td colspan="2">임금항목</td><td>지급금액</td><td>공제항목</td><td colspan="2">공제금액</td></tr>
<tr><td rowspan="3">매월 지급</td><td></td><td></td><td></td><td colspan="2"></td></tr>
<tr><td></td><td></td><td></td><td colspan="2"></td></tr>
<tr><td></td><td></td><td></td><td colspan="2"></td></tr>
<tr><td rowspan="3">격월 또는
부정기
지급</td><td></td><td></td><td></td><td colspan="2"></td></tr>
<tr><td></td><td></td><td></td><td colspan="2"></td></tr>
<tr><td></td><td></td><td></td><td colspan="2"></td></tr>
<tr><td colspan="2">지급액 계</td><td></td><td>공제액 계</td><td colspan="2"></td></tr>
<tr><td colspan="3"></td><td>실수령액</td><td colspan="2"></td></tr>
<tr><td>근로일수</td><td>총근로시간 수</td><td>연장근로
시간 수</td><td>야간근로
시간 수</td><td colspan="2">휴일근로
시간 수</td></tr>
<tr><td></td><td></td><td></td><td></td><td colspan="2"></td></tr>
<tr><td colspan="6">계산방법</td></tr>
<tr><td colspan="2">구분</td><td colspan="2">산출식 또는 산출방법</td><td colspan="2">지급액</td></tr>
<tr><td colspan="2">연장근로수당</td><td colspan="2"></td><td colspan="2"></td></tr>
<tr><td colspan="2">야간근로수당</td><td colspan="2"></td><td colspan="2"></td></tr>
<tr><td colspan="2">휴일근로수당</td><td colspan="2"></td><td colspan="2"></td></tr>
<tr><td colspan="2">근로소득세</td><td colspan="2"></td><td colspan="2"></td></tr>
<tr><td colspan="2">국민연금</td><td colspan="2"></td><td colspan="2"></td></tr>
<tr><td colspan="2">고용보험</td><td colspan="2"></td><td colspan="2"></td></tr>
<tr><td colspan="2">건강보험</td><td colspan="2"></td><td colspan="2"></td></tr>
<tr><td colspan="2">장기요양보험</td><td colspan="2"></td><td colspan="2"></td></tr>
</table>

※ 해당 사업장 상황에 따라 기재가 필요 없는 항목이 있을 수 있습니다.

210mm×297mm[일반용지 60g/㎡(재활용품)]

5) 2022년 달라지는 노동법

(1) 공휴일 법정유급휴일 및 대체공휴일 적용 확대

법정공휴일제 및 대체공휴일제가 2022년 1월 1일부터 30인 미만(5인 이상) 기업까지 전면 확대 적용된다(「근로기준법」 제55조 제2항, 「공휴일에 관한 법률」 제3조). 30인 미만 사업장의 경우 연간 최소 15일의 유급휴일이 늘어나고 대체공휴일까지 허용된다.

노무관리 유의사항

- 대체휴일 시행 시 근로자 개인과의 합의가 아닌 근로자 대표와 서면 합의가 필요하다(「근로기준법」 제55조 제2항 단서). 개인과의 합의로 대체휴일을 실시할 경우에는 휴일근로가 되어 휴일근로 가산수당을 지급해야 한다.).
- 대체공휴일제도 5인 이상 사업장까지 전면 확대된다(「공휴일에 관한 법률」 부칙 제1조).

※2022년 적용되는 대체공휴일은 10월 9일 한글날(일요일) 다음날인 10월 10일(월요일)과 음력 8월 16일 추석(일요일) 다음날인 9월 12일(월요일) 이틀이다. 석가탄신일(음력 4월 8일)과 기독탄신일(12월 25일)이 모두 일요일과 겹쳤지만, 이는 대체공휴일이 적용되는 공휴일이 아니다.

(2) 육아휴직급여 인상

최초 3개월의 육아휴직급여가 통상임금 80%에서 100%(첫째 달 200만 원, 둘째 달 250만 원, 셋째 달 300만 원 한도)로 인상된다.

2021년까지는 '아빠육아휴직보너스제'라고 해서 부모 중 두 번째 육아휴직을 하는 사람에 한해 통상임금의 100%(첫 번째 휴직은

80%)를 지급했으나 2022년부터는 순서에 관계없이 모두 최초 3개월까지는 통상임금 100%를 지급(4개월부터는 80%, 150만 원 한도)한다. 엄마 · 아빠가 동시에 육아휴직을 할 수 있으므로 이 경우 3개월 최대 1,500만 원까지 급여 수령이 가능하다.

(3) 최저임금 인상

2022년 시간당 최저임금이 2021년 8,720원에서 2022년 9,160원으로 440원 인상(월 209시간 기준 1,914,440원)되었다.

정기상여금의 경우 2022년도에는 월환산액의 100분의 10이 제외되고, 식대 · 교통비 등 복리후생비는 월환산액의 100분의 2가 제외된다. 정기상여금은 월환산액 191만4,440원의 10%인 191,444원이 제외되고, 월 정기상여금이 30만 원인 경우 191,444원을 제외한 108,556원만 포함된다. 복리후생비는 월환산액 191만4,440원의 2%인 38,289원이 제외된다. 식대가 월 100,000원인 경우 38,289원을 제외한 61,711원만 포함된다.

PART

05

전문 세무대리인의 판단기준

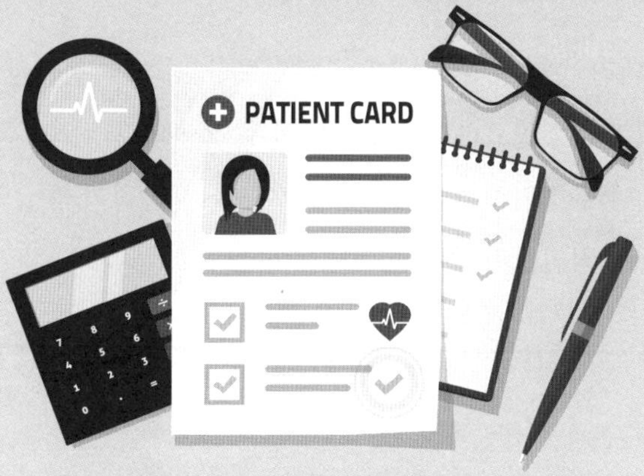

1 세무대리인의 개념

세무대리인은 세무업무를 대리해주는 사람이다. 사업을 시작하면서 운영상태와 실적을 나타내주는 재무제표 작성에서부터 결산, 부가가치세, 종합소득세 등 각종 세금신고와 관련된 세무업무를 대행하여준다.

보통 세무대리인에게 기장 대행업무를 요청하면 매월 일정 금액을 지불하고, 사업을 운영하면서 겪게 될 세무 문제에 대한 상담을 받을 수 있다. 원활한 사업 운영을 위해서 사업 관련 세무를 제대로 관리해줄 세무대리인을 만나야 한다. 그렇다면 어떤 세무대리인을 만나야 할까?

2 세무대리인의 선택

세무대리인을 선택할 때에는 무엇보다 경험과 전문성이 있는지 알아보는 것이 필요하다. 사업 시 세무 분야와 관련해 궁금했던 사항들을 미리 정리해서 물어보고, 그에 따른 답변이 충실한지, 대하는 태도는 적절한지 등을 파악해봐야 한다.

3 제공받는 서비스 내용과 대행비용 파악

세무사 사무실을 통해 기장계약을 맺으면, 매달 지급하는 기장료와 종합소득세 수수료(조정료)가 발생하게 된다.

저렴한 가격만이 전부는 아니라는 점에 유의해야 한다. 기장료가 저렴한 곳은 직원에게 지급한 대가 이상의 수익을 창출하여야 하므로 많은 거래처를 맡을 수밖에 없고 이것은 세무서비스 질의 하락으로 연결된다. 즉 "낸 만큼 받는다"는 사실을 직시하여 맹목적으로 저렴한 수수료를 따라가는 것은 피해야 할 것이다.

PART

06

절세와 탈세의 차이점

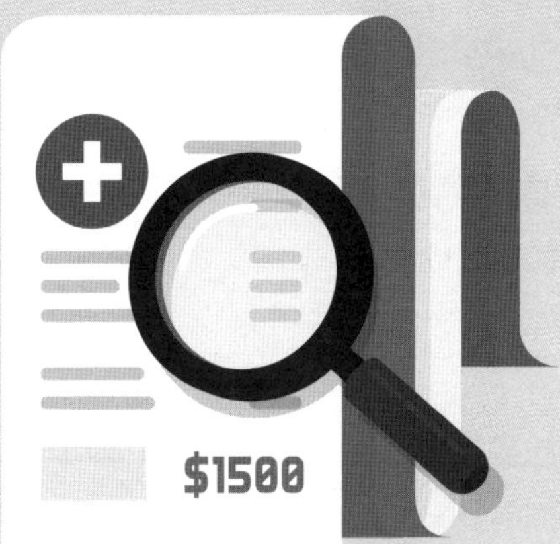

절세와 탈세는 모두 납세자가 자기의 세금부담을 줄이고자 하는 목적에서 행해진다는 점에서는 같다고 할 수 있다. 그러나 그 방법이 세법이 허용하는 범위 내에 있을 때는 '절세'라고 할 수 있으나, 사기, 기타 부정한 방법으로 세금부담을 줄이는 것은 '탈세'로서 「조세범 처벌법」에 의하여 처벌을 받게 된다.

절세와 탈세 두 단어 모두 세금이 줄어든다는 것은 대부분 알고 있을 것이다. 그런데 이 두 단어의 차이점을 명백하게 알고 있는 사람은 많지 않다. 절세와 탈세에 대하여 명확하게 알아보자.

1 절세

절세(Tax Saving)란 세법이 인정하는 범위 내에서 합법적인 방법으로 세금을 줄이는 행위를 말한다. 절세에는 특별한 비결이 있는 것은 아니며 정해진 방법이 없다. 다만 세법에 대해 충분히 이해하고, 탐구를 통하여 합법적 테두리 안에서 세금을 줄일 수 있는 가장 유리한 방법을 찾는 것이다. 사업과 관련된 세금을 절세하려면 어떻게 해야 할까?

절세의 방법

- 장부작성의 기본은 '증빙'이다. 장부정리를 꼼꼼하게 하여 안 내도 될 세금은 최대한 내지 않도록 하고, 사업을 영위하면서 발생하는 매출과 매입에 대한 증빙자료를 철저히 수집하여야 한다.

- '절세'하기 위해서는 기장(장부를 작성하는 일)을 해야 한다. 수집한 증빙 자료를 바탕으로 성실히 기장해야 한다.
- 세법은 정부정책과 매우 관련이 있다. 정부에서 활성, 육성시키려는 산업은 많은 조세 특혜가 있다. 따라서 세법에서 인정하는 각종 소득공제 · 세액공제 · 준비금 · 충당금 등의 조세지원제도를 충분히 활용하여야 한다.
- 조세체계를 이용하여 절세를 하지 못하는 상황이라면 지연신고, 무신고 등이라도 하지 않아야 할 것이다. 이에 따른 가산세도 만만치 않다.

2 탈세

탈세(Tax Evasion)란 고의로 사실을 누락하거나 조작 등 불법적인 방법을 동원해서 세금부담을 줄이려는 행위를 말한다. 흔히 '탈세'라 불리는 것은 조세포탈을 말하는데, 명백하게 세법을 위배하는 것으로 그 유형은 굉장히 많다. 그 유형을 간략히 살펴보면 다음과 같다.

탈세의 유형

- 현금 매출이 많은 업종에서 현금 매출을 누락하는 행위: "털어서 먼지 안 나오는 사람 없다"라는 말이 있듯이 현금 매출이 많은 업종에서 매출의 100%를 신고하는 곳은 드물다. 현금 매출을 조금씩 누락하여 신고하는 것은 비일비재하였다.
- 실제 발생하지 아니한 비용을 계상하여 소득을 축소하는 행위: 최근 큰 이슈가 된 탈세방법 중 '발생하지도 않은 의상비 등의 경비를 가공으로 계상하여 수억의 소득세를 탈루'하였는데 이것은 매우 대담한 조세포탈

행위이다.
- 발생한 비용을 부풀려서 비용을 계상하여 소득을 축소시키는 행위: 현금영수증 의무발행업종의 경우 현금영수증 의무발행과 관련하여 많은 고민이 있을 것이다.

현금영수증 의무발행업종 사업자는 거래 건당 10만 원 이상(부가가치세 포함) 현금거래 시 소비자가 요구하지 않더라도 현금영수증을 발급하여야 하며, 거래상대방의 인적사항을 모르는 경우에도 거래일로부터 5일 이내에 국세청 지정번호(010-000-1234)로 발급하여야 한다. 발급의무 위반분은 해당 거래대금 20%의 가산세가 부과(「소득세법」 제81조의9 제2항 제3호 및 「법인세법」 제75조의6 제2항 제3호)된다. 다만 착오나 누락으로 거래대금을 받은 날부터 10일(2022년 1월 1일부터) 이내에 관할 세무서에 자진 신고하거나 현금영수증을 자진 발급한 경우 가산세 금액의 50%가 감면된다. 아울러 소비자와 '현금거래 및 가격할인을 조건'으로 거래 당시에 현금영수증을 발급하지 않기로 약정한 경우에도 현금영수증 발급의무 위반에 해당된다.

국세청에서는 탈세행위 근절을 위하여 전산분석시스템 도입, 신용카드 · 현금영수증 가맹점 확대, 전자(세금)계산서 의무화, FIU 정보통합분석시스템 구축 등 과세 인프라를 지속적으로 보강하고 있으며, 점점 더 견고해지고 있으므로 현금 매출의 신고 누락에 대해서 다시 한 번 생각해보아야 할 것이다.

요약하면 절세는 합법적으로 세금을 줄이려는 행위이고, 탈세는 불법적으로 세금을 줄이려는 행위를 말한다.

3 조세회피

탈세와 절세 사이에 '조세회피'라는 것이 있다. 이는 세법의 맹점을 이용하는 것으로 일반적인 거래방법을 벗어나 제3자를 통한 거래 또는 다수의 계약 등을 통하여 조세를 회피하는 것이다. 이는 세법을 위배한 것은 아니므로 처벌대상이 되지는 않는다. 다만 이에 대한 도덕적 비판을 받을 수도 있다.

과거 대기업은 조세회피방법으로 전환사채를 이용하여 지주회사 주식을 사실상 증여하였다. 이 증여행위를 통하여 자식들이 해당 기업의 대주주가 되었고 사실상 엄청난 금액의 증여가 이루어졌으나 그에 대한 과세는 법적인 근거가 없어서 제대로 이루어지지 않았다.

이후 「세법」이 개정되어 그 이후부터는 과세대상되었지만 '소급과세 금지' 원칙에 따라 해당 사건은 영향을 받지 않게 되었다. 이처럼 세법의 맹점을 이용한 조세회피는 합법적 탈세라고 하기도 한다. 그러나 「세법」은 여느 법보다 자주 개정됨에 따라 올해의 '절세'가 내년에는 '탈세'가 될 수도 있음을 유의해야 한다.

PART

07

부가가치세

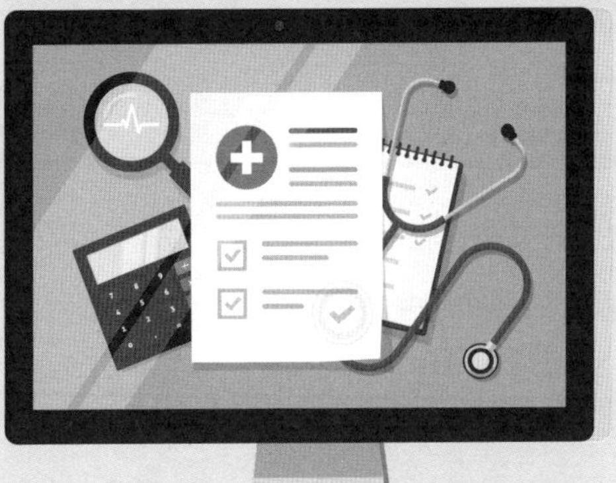

1 부가가치세의 개념

부가가치세란 상품(재화)의 거래나 서비스(용역)의 제공과정에서 얻어지는 부가가치(이윤)에 대하여 과세하는 세금이며, 사업자가 납부하는 부가가치세는 매출세액에서 매입세액을 차감하여 계산한다.

부가가치세=매출세액−매입세액

우리가 평소 상품을 구매할 때 부가가치세가 기재된 영수증이나 세금계산서를 받지 않아 잘 인식하지 못하지만 대부분 상품이나 서비스의 가격에는 부가가치세가 포함되어 있어 실제로는 최종소비자(고객)가 부담하는 것이며, 사업자가 최종소비자가 부담한 부가가치세를 세무서에 납부하는 것이다.

약국에서는 일반매약 및 상품을 판매하거나 서비스를 제공할 때 거래금액에 일정 금액의 부가가치세를 징수하여 세무서에 납부해야 하고, 약국에서 구매하는 의약품과 사용하기 위해서 구매하는 물품 역시 부가가치세가 포함되어 약국에서는 부가가치세를 부담하고 있다.

약국은 과세물품과 면세물품을 함께 겸업[01]하는 경우 과세사업자로 등록하여야 하며, 매출신고 시 부가가치세가 과세되는 일반매약과 과세되지 않는 면세가 포함되어 있으며, 면세대상은 부가

01 겸업사업자란 한 사업장에서 부가가치세가 과세되는 재화나 용역을 공급(과세사업)하면서 동시에 부가가치세가 면세되는 재화나 용역을 공급(면세사업)하는 사업자를 말한다.

가치세를 내지 않고, 매출세액계산이나 매입세액계산에서 제외된다. 약국은 과세사업자이지만 약사가 취급하는 물품에 따라 과세와 면세를 구분해 과세물품에 대해서만 부가가치세를 받는 것으로 부가가치세 신고 시 과세물품과 면세물품을 구분하여 신고하여야 한다.

약국의 경우 「부가가치세법」 제26조 및 같은 법 시행령 제35조(면세하는 의료보건 용역의 범위)에서는 약사가 제공하는 의약품의 조제용역은 면세로 규정하고 있다. 즉 약사가 제공하는 의약품의 조제용역은 면세이지만 단순한 일반의약품의 판매는 과세에 해당한다.

예를 들어, 고객이 병원 처방전을 받아오는 경우 면세로 취급되고, 고객이 일반의약품(감기약, 박카스, 타이레놀 등)을 처방전 없이 판매 가능한 것은 과세로 취급된다. 또한 과세 · 면세물품 구입 시 동일하게 부가가치세를 지급하고 구입하지만 과세는 부가가치세가 공제되고, 면세는 부가가치세가 붙어 있지만 공제되지 않는다.

따라서 약국은 과세와 면세를 모두 취급하는 사업자로 「부가가치세법」상 일반과세사업자로 사업자등록을 하고, 약사가 직접 과세 매출과 면세 매출을 별도로 구분하여 신고하여야 한다.

2 부가가치세 납세의무자

영리목적의 유무에도 불구하고 사업상 상품(재화)의 판매나 서비스(용역)를 제공하는 모든 사업자는 부가가치세를 신고 · 납부할 의무가 있다. 그러므로 모든 약국은 부가가치세 납세의무자다.

다만 미가공식료품 등 생필품 판매, 의료 · 교육 관련 용역제공 등 법령에 열거된 규정에 따라 부가가치세가 면제되는 사업만을 영위하는 경우에는 부가가치세 신고 · 납부의무가 없다.

3 약국은 일반과세자

일반과세자는 10%의 세율이 적용되는 반면, 물건 등을 구입할 때 받은 매입세금계산서상의 세액을 전액 공제받을 수 있고 세금계산서를 발급할 수 있다.

연간 매출액이 8,000만 원 이상으로 예상되거나 간이과세가 배제되는 업종 또는 지역에서 사업을 하고자 하는 경우에는 일반과세자로 등록하여야 한다.

「부가가치세법」 제61조(간이과세 적용범위)와 그에 따른 「부가가치세법 시행령」 제109조[02]에 의하여 간이과세 적용배제에 약국이

02 제109조(간이과세의 적용범위) ② 법 제61조 제1항 제2호에서 "대통령령으로 정하는 사업자"란 다음 각호의 어느 하나에 해당하는 사업을 경영하는 자를 말한다. 7. 변호사업, (중간 생략), 의사업, 한의사업, 약사업, 한약사업, 수의사업

포함되어 있어 매출액 규모와 관계없이 무조건 일반과세자로 사업자등록 신청을 해야 한다. 약국은 간이과세 적용배제업종으로 약국은 무조건 일반과세자가 된다.

약국과 같은 주소를 가진 장소를 일부 나누어 다른 업종(부동산임대 등)을 하는 경우 별도의 사업자등록증을 낼 필요가 없이 다른 업종(부동산임대업 등)의 종목을 추가하여 신고할 수 있다. 그리고 약국과 주소가 다른 곳에서 다른 업종(부동산임대업 등)을 하는 경우 별도의 사업자등록증을 발급받아야 한다.

4 과세기간 및 신고납부기간

1) 과세 및 신고납부기간

부가가치세는 6개월을 과세기간으로 하여 신고 · 납부하게 되며 각 과세기간을 다시 3개월로 나누어 중간에 예정신고기간을 두고 있다.

과 그 밖에 이와 유사한 사업서비스업으로서 기획재정부령으로 정하는 것

과세기간	과세대상기간		신고납부기간	신고대상자
제1기 1월 1일~ 6월 30일	예정신고	1월 1일~ 3월 31일	4월 1일~ 4월 25일	법인사업자
	확정신고	1월 1일~ 6월 30일	7월 1일~ 7월 25일	법인 · 개인 일반사업자
제2기 7월 1일~ 12월 31일	예정신고	7월 1일~ 9월 30일	10월 1일~ 10월 25일	법인사업자
	확정신고	7월 1일~ 12월 31일	다음해 1월 1일 ~1월 25일	법인 · 개인 일반사업자

※ 법인사업자는 1년에 4회, 개인사업자는 2회 신고

- 개인사업자(일반과세자) 중 사업부진자, 조기 환급발생자는 예정신고와 예정 고지세액납부 중 하나를 선택하여 신고 또는 납부할 수 있다.
- 개인 간이과세자는 1년을 과세기간으로 하여 신고 · 납부하게 된다.

과세기간	신고납부기간	신고대상자
1월 1일~12월 31일	다음해 1월 1일~1월 25일	개인 간이사업자

2) 부가가치세의 예정고지

부가가치세의 예정고지는 4월 25일과 10월 25일 직전 부가세 신고 시 신고, 납부한 금액의 1/2이 고지되고 세무서의 납부통지서를 받아 납부한다. 하지만 납부금액의 1/2 금액의 20만 원에 미달하는 경우 부가가치세 예정고지서가 고지되지 않는다. 1기 확정 7월 25일, 2기 확정 1월 25일에 공제를 받아 납부하게 된다.

즉 부가가치세의 신고는 2회(1월, 7월) 하게 되고, 납부는 4회(1월, 4월, 7월, 10월) 하게 된다(사회환경에 따라 국세청이 납부 연장 등 조정하고 있다).

3) 부가가치세의 조기환급 신고

약국의 매입액이 매출액을 초과하면 부가가치세 신고 시 환급세액이 발생하고 환급세액의 신고는 과세기간(6개월)으로 환급된다. 자산(건물) 구입 및 시설장치(고정자산 매입), 인테리어 투자 등으로 환급이 발생하는 경우 과세기간 최종 3개월 중 매월 또는 매 2월 단위로 신고할 수 있다. 조기환급 신고를 하면 관할 세무서는 사실을 확인한 후 신고기한이 경과한 날로부터 15일 이내에 사업자에게 환급한다.

부가세 환급 일정 예시

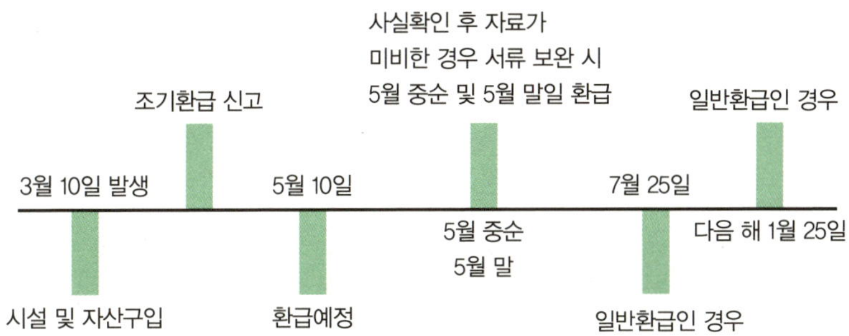

조기환급 신청은 15일 이내이기 때문에 약국 건물의 취득이나 시설투자가 발생하는 경우 조기환급을 신청하는 것이 약국의 운영자금에 도움이 된다.

4) 폐업 시 부가가치세의 신고

약국을 폐업할 때는 폐업한 날이 속하는 날의 다음 달 25일까지

부가가치세 신고를 하여야 하며, 신고 후 과세기간 내 소득을 종합하여 다음 해 5월 1일부터 5월 31일까지 종합소득세 신고를 위하여 약사는 마지막까지 관리하여야 한다.

5 약국의 매출 · 매입 부가가치세 신고

약국 매출은 일반매약 매출과 조제 매출(금연 청구 포함), 비보험 조제 매출(조제 매출로 분류되나 건강보험공단에 청구하지 못함)로 나눌 수 있다(당뇨 소모성 대리청구는 일반으로 분류됨).

1) 일반매약 매출

약국에서 고객에게 처방전 없이 일반의약품(감기약, 박카스, 타이레놀 등)을 판매하는 것이 일반매약 매출이다. 또한 과세 · 면세 물품 구입 시 동일하게 부가가치세를 지급하고 구입하지만 과세는 부가가치세가 공제되고, 면세는 부가가치세가 부과되지만 공제되지 않는다. 당뇨 소모성 대리청구는 고객을 대신하여 건강보험공단에 청구하며, 약국 매출 시 과세 매출로 처리된다.

약국은 매약 매출과 조제 매출을 합한 금액이 3억 원 이상인 경우 세금계산서나 계산서를 발급할 의무가 있다.

일반매약 매출관리

- 일반매약 매출=처방전 없이 판매 가능 의약품
- 결제방법=본인부담금 → 소비자(신용카드, 현금영수증, 현금)
- 건강보험공단 대리청구=본인부담금 소비자(세금계산서 발급)

2) 조제 매출

조제 매출의 총약제비는 본인부담금과 건강보험공단 청구로 구성되며, 본임부담금은 신용카드, 현금영수증, 현금결제로 한다.

약국의 경우 일반약 매출과 조제 매출이 함께 이루어지므로 신용카드나 현금영수증을 통한 판매가 이루어지는 경우 일반약 매출인지 조제약 매출인지에 대하여 구분할 필요성이 있음에 유의하여야 한다.

청구프로그램으로 조제 매출관리

- 총약제비=본인부담금+건강보험공단 청구=약가(전문의약품 매입원가)+조제료
- 건강보험청구=조제프로그램을 통하여 청구
- 결제방법=본인부담금 → 소비자(신용카드, 현금영수증, 현금)
- 건강보험공단 청구금액=건강보험심사평가원에서 심사 → 건강보험공단에서 지급통보 → 약국의 결제계좌로 입금

3) 비보험 조제 매출

약국은 처방전을 발급받아 조제 매출로 분류되지만 건강보험공단에 청구할 수 없다. 결제방법은 고객의 신용카드, 현금영수증,

현금으로 결제한다.

4) 약국 과세와 면세 검토사항

약국에서는 조제 매출금액은 건강보험공단에 청구하기 위해 반드시 청구프로그램 등을 사용하여 신청하며, 조제 매출 내용이 모두 나와 있어 쉽게 파악할 수 있다.

일반약 매출은 POS시스템 등을 사용하는 경우 쉽게 파악할 수 있다. 현재 약국은 POS시스템 이용률이 낮아 개략적으로 파악하고 있으며, 세무기장관리자에게 정확한 정보를 제공하여 과대 · 과소 매출이 되지 않도록 의논하여 매출 신고하여야 한다.

최근 약국은 건강기능식품 판매, 화장품 판매, 기타 의료기 판매, 한약 판매 등으로 매출 구성이 변화하고 있다. 약국에서는 일부를 임대사업장으로 수수료 매장을 운영하여 매출을 올리고 있으며, 인터넷을 통한 건강기능식품 및 의약부외품 등의 판매로 매출 발생이 다양화되고 있다. 이를 관리하기 위하여 약국을 정확하게 판단할 수 있는 약국 전문 세무회계사의 도움을 받아 신고하여야 한다.

의료기기(당뇨 소모성 기기 등) 매출의 경우 영세율로 규정된 경우를 제외하고는 과세 매출에 해당된다. 한약조제 매출인 경우는 면세 매출에 해당하며, 포장된 한약을 구매하여 그대로 판매하는 경우에는 과세 매출에 해당한다. 즉 의약품 조제 매출이 아닌 경우에는 모두 과세 매출에 해당한다.

5) 금연치료 보조금 청구신고

약국 조제 매출신고는 약국 청구프로그램에 저장된 내용을 기준으로 하지만, 금연치료 보조금 청구는 약국의 청구프로그램을 통해 공단에 청구하는 것이 아니며 국민건강보험공단 사이트를 이용하여 청구한다. 그리고 회계사무실에 청구프로그램 자료만 주는 경우, 자료 그대로 신고하기 때문에 금연치료 보조금 관련 조제 매출을 누락하는 경우가 발생하므로 부가가치세 신고 시 유의하여야 한다.

6) 당뇨 의료기기(의료소모품) 대리청구 및 신고

당뇨 의료기기(의료소모품)의 경우 의사의 처방전에 의하여 판매를 하는 경우 구입하는 환자가 국민건강보험공단으로부터 구입금액을 환급받기 위하여 직접 청구하거나 약국에 대리청구를 부탁한다. 인슐린 주삿바늘, 인슐린 펌프용 주삿바늘, 혈당측정검사지, 채혈침, 인슐린 주사기 등은 의사의 처방전에 따라 판매하기 때문에 조제 매출로 생각하지만, 당뇨 의료기기(의료소모품) 재료는 의약품의 조제가 아니며 의료기기에 해당하기 때문에 조제 매출에 해당하지 않는다.

「부가가치세법」 제26조 제1항 제5호와 「부가가치세법 시행령」 제35조 제4호에 의하여 당뇨 의료기기(의료소모품) 재료는 의약품이 아니므로 아무리 의사의 처방전을 받았다 하더라도 「부가가치세법」상의 면세(비과세)가 되지 않으며 과세로 분류하고 당뇨 의료기기(의료소모품) 재료의 판매가 있는 경우는 부가가치세를 신고할 때 일반매출로 신고하여야 한다.

약국의 당뇨 의료기기(의료소모품) 판매 시 대리청구 및 일반판매는 세금계산서를 발행해야 한다. 약국은 소매업으로서 다수 소비자를 대상으로 의약품을 판매하고 있다. 결제 시 신용카드 매출전표 및 현금영수증을 발행하고 세금계산서 발행은 일반매약기준으로 발행의무가 생긴다.

건강보험공단에 당뇨 의료기기(의료소모품) 급여청구를 하려면 건강보험공단의 업무 시행 변경으로 구비해야 하는 서류 중의 하나로서 세금계산서를 요구하고 있다. 그러나 약국에서 환자 모두에게 세금계산서를 일일이 발행하는 것이 어려운 일이기 때문에 현금영수증을 발행하거나 신용카드 매출전표로 하는 경우가 있지만, 건강보험공단은 세금계산서를 첨부하여 급여를 청구하도록 하고 있다.

당뇨 의료기기(의료소모품)를 구입하는 사람들은 사업자의 신분으로 구입하는 것이 아니라 환자 개인의 신분으로 구입하는 것이기 때문에 사업자번호 대신 주민등록번호로 세금계산서를 발행하여야 한다.

세금계산서 발급 시 유의사항

부가가치세 공급대가로 10% 부가세가 포함되어 있으며 부가세를 분리하여 발행하여야 한다.

6 매입자료의 과세자료와 면세자료 구분

1) 매입자료 준비서류

부가가치세 신고 시 매입 지출증빙은 세금계산서와 계산서 매입 및 기타의 비용과 관련된 신용카드 매입전표와 지출증빙용 현금영수증 매입 자료를 준비하여야 하며, 법정증빙이 아닌 경우(간이영수증, 금융 · 보험용역, 국가 · 지방자치단체와 거래)와 영수증수취명세서(간이영수증, 3만 원 초과 거래분 명세서 제출제외대상 내역의 경우)를 종합소득세 신고 시 첨부하여 경비로 처리한다.

약국은 의약품 매입과 기타경비의 매입으로 구분한다. 매입은 조제약 매입, 일반약 매입, 기타 약국 경비와 소모품 매입으로 나누어볼 수 있다. 그리고 고정자산(건물, 시설, 비품, 차량 등) 등이 있다.

2) 매입 시 부담한 부가가치세의 공제 여부

부가가치세는 과세로 사용되면 공제를 받을 수 있지만, 면세로 사용되면 공제를 받을 수 없다.

의약품 매입, 기타경비와 소모품의 매입 등 매입과정에서 세금계산서를 받았다면 약국이 부가가치세를 부담하였을 것이다. 매입한 의약품이 일반약 판매와 조제약 판매에 사용되었는지의 분류는 매우 중요하다. 세무신고가 제대로 되었는지의 분류된 금액을 기준으로 세무서에서 약국의 세무신고 적정성 여부를 검증하기 때문에 정확하게 판단해 준비하여야 한다.

3) 매입한 자료의 과세와 면세 분류방법

매입 세금계산서의 품목란에 전문약과 일반약으로 표기되어 발행한다. 하지만 세금계산서에 표기된 전문약 또는 일반약으로 분류하는 것이 아니라 실제 약국에서 사용된 대로 분류한다. 즉 세금계산서에 일반약으로 표시되어도 약국에서 조제용으로 사용되면 전문약으로 분류하여야 한다.

세무적으로는 처방 의약품이나 비처방 의약품으로 분류되어 처방 의약품은 면세(조제 매출)로, 비처방 의약품은 과세(일반매출)로 구분된다.

4) 매입한 자료 분류 시 유의점

전문약과 일반약 판매의 신고금액을 사실과 다르게 과대, 과소로 신고하면 약국의 실제 매출 및 재고와 장부상 재고에 큰 차이가 발생할 수 있다.

약국의 단순한 분류 작업 오류로 실제 재고와 장부상 재고가 다르면, 세무서의 분석조사기준에 매출누락 및 원가 과소, 과다계상이 의심으로 분류되어 관리를 받을 수 있다. 따라서 약국의 매입 의약품 분류는 실제로 매우 중요하다.

7 매입자료 안분계산

의약품 구매 시 조제용과 일반매약으로 사용되었는지의 구분이 분명하지 않은 경우 공통의약품으로 분류하여야 한다.

공통의약품은 전문의약품과 일반의약품 판매에 공통으로 사용되어 그 금액의 구분이 어려운 경우의 분류기준이며, 의약품이 아닌 약국 경비, 소모품(약포지나 투약병의 경우처럼 조제용으로 사용된 것이 명확한 경우), 일반관리비(일반약 판매용 진열대처럼 사용된 것이 명확한 경우)도 '일반약 판매 관련 소모품'으로 표기하여 명확하게 구분한다. 약국 경비나 소모품 구매의 경우 그 구분이 모호한 경우 약국 경비 관련 비용(세콤 등)이나 정수기 대여비용 등이 조제용 의약품을 위해 사용되었는지 판매용 의약품을 위해 사용되었는지의 구분이 힘들고, 약국 임차료비용, 전기료, 통신료 등 구분하기 어려운 항목의 경우 공통경비로 분류하여 처리하여야 한다.

공통의약품 역시 공통매입액이라고 할 수 있고 이렇게 구분이 어려운 항목들은 안분계산이라는 과정을 통하여 조제의약품과 일반의약품 판매용으로 구분한다.

예를 들어, 약국은 과세사업과 면세사업 겸업사업으로 임차료 등이 과세사업과 면세사업에 공통으로 사용되는 것이라면 매입세액은 안분하여야 한다. 과세사업과 면세사업에 함께 사용하는 공통매입세액이 있는 경우 과세 매출액과 면세 매출액 비율로 나누는 절차를 안분계산이라고 한다.

면세사업 관련 매입세액 = 공통매입세액×(과세 매출액/총매출액)

안분계산을 통하여 공통으로 사용한 매입세액 중에서 과세사업에 사용한 비율대로 공제를 한다.

8 약국의 매입자료 분류 검토사항

약국의 매입세금계산서가 다양하여, 매입세금계산서 분류가 힘들고 번거로워 회계사무실에서 분류해주는 것을 서비스라고 인식하고 있는 약국도 있다.

약국 전문 대영세무회계법인은 매입세금계산서 분류의 어려움과 번거로움을 해결하고자 매입세금계산서 품목별 분류프로그램을 개발하여 홈페이지에 올려놓아 약사들의 매입분류기준과 신고기준을 확인하여 정확한 신고가 되도록 노력하고 있다.

그 외에 다른 약국들은 오랫동안 기장 거래를 하였기 때문에 세무사무실과 담당자가 의약품의 분류를 잘 알고 있다고 믿고, 세무사무실에서 알아서 처리해줄 것이라 생각하는 약사도 있다.

세금계산서의 품목란에 전문약과 일반약으로 제약회사나 도매상에서 표시해주기 때문에, 제삼자가 분류를 해도 아무 문제가 없다는 생각은 잘못된 생각이다. 세무사무실에서 분류를 한다는 것은 약사가 아니기 때문에 제약회사의 품목에 의존할 수밖에 없다. 그리고 분류한 내용이 “약국의 정확한 상태를 반영하지 못해 매입세금계산서를 잘못 분류한 것이 아닌가"라는 질문을 하면, 대부분 "본인이 직접 분류를 해서 틀린 것이 없다"라고 생각한다. 하지만 다시 한번 자세히 살펴볼 것을 권유하면 잘못 분류된 것을 많이 발견하게 된다.

약사가 직접 분류해도 잘못된 경우가 많다. 더욱이 약국 전문이 아닌 세무사무실 직원이 분류했을 때 잘못된 분류가 많이 발생하는 것은 당연하다. 세무사무실은 세무신고의 대행자로 의약품에 대한 전문가가 아니기 때문이다.

일반약으로 매입하였어도 처방을 받아 판매된 경우를 회계사무실에서 파악할 수 없기 때문에 대영회계세무법인에서는 약사와 의논하여 실제 사용 부분을 사전에 파악하고 분류하여 신고를 준비한다.

매입세금계산서 분류는 세금계산서에 표시된 대로 분류해서는 안 된다. 의약품을 구입한 기준으로 하면 처방에 사용하였는지 비처방(일반약)에 사용되었는지에 따라 구분하기 어렵다. 따라서 약국은 매입세금계산서 분류가 번거롭더라도 직접 하는 것을 추천한다.

세금계산서의 분류가 제대로 되지 않으면 세무서 분석기준을 충족하지 못하여 소명 요구를 받을 수 있음에 유의해야 하고, 약국의 재고자산과 각종 의약품 매입자료 등도 분석기준을 충족하기 위하여 사전검토하고 실제와 가깝게 하도록 신중하게 준비하여 신고하여야 한다. 추후 매우 많은 세금이 부과될 수 있고, 재고자산의 과소, 과대로 인하여 불이익을 받지 않도록 세무사무실의 신고자료에 관심을 가져야 한다.

그리고 약국을 잘 모르는 세무사무실 자료를 보면 신용카드 매출과 현금영수증을 일반매출로 전액 신고하는 예가 발생되어 각별히 사전 일반매출 신고금액을 확인해야 한다. 일반약의 판매금액을 추정할 때 과소, 과대신고 여지가 있어서 불필요한 세금납부를 할 수도 있다. 추후 세무서의 소명 요구 및 세무조사 가능성도 높아지므로 약의 분류는 약사가 직접 정확하게 하는 것이 세무상의 불이익을 줄일 수 있다.

9 사업자등록 발급 전 경비의 부가가치세 환급

약국은 신규 개업을 위하여 사업자등록을 신청하기 전 약국 시작 준비단계에서 많은 경비를 지출한다. 그리고 약국의 비품이나 개업하기 전에 인테리어 비용을 지출하는 경우 사업자등록증 발급 전이기 때문에 세금계산서를 받을 수 없어 비용지출로 인정을 받지 못하거나, 부담한 부가가치세를 돌려받지 못하는 것을 대비하여 적격증빙을 갖추어야 한다.

적격증빙은 사업자등록 전에 인테리어, 비품 등에 대해 세금계산서를 받을 경우, 약사의 주민등록번호를 기재하여 교부받아 매입세액공제가 가능하며, 신용카드 결제는 해당 카드전표를 통해서 부가가치세 매입세액 공제가 가능하다.

일반적으로 세금계산서는 사업자등록번호로 교부받지만, 사업자등록증을 발급받기 전에는 주민등록번호로 세금계산서를 발급받을 수 있다.

인테리어의 경우 카드결제가 어려운 경우가 많아 세금계산서를 발급받아 부담한 부가가치세를 공제받을 수 있도록 준비하여야 한다.

기존 약국 인수 시 포괄양도양수가 아닌 개별 양도양수를 통하는 경우 일반약 인수 시 세금계산서를 교부받아야 의약품 매입으로 처리할 수 있다. 이 경우도 사업자등록증을 발급받기 전이기 때문에 주민등록번호로 세금계산서를 발급받을 수 있다.

아울러 과세기간 개업 후 분기 내에 사업자등록증을 발급받으면 분기 내에 매입한 부분에 대하여는 매입세액공제를 받을 수 있지만, 분기 이후에 발급받은 세금계산서는 여건에 따라 받을 수 없다. 건물 구입 등과 같이 금액을 많이 부담한 부가가치세의 경우에는 더욱 유의하여야 한다.

주민등록번호를 이용하여 세금계산서를 발급받은 경우 사업자등록 신청기한

사업자등록증 신청기한	공제 여부
1월 1일~6월 30일 사이에 매입한 경우	7월 20일까지 사업자등록 시 매입세액 공제 가능
7월 1일~12월 31일 사이에 매입한 경우	1월 20일까지 사업자등록 시 매입세액 공제 가능

10 약국의 전자세금계산서 발급

약국은 세금계산서를 발행하는 과세인 경우가 대부분이며, 면세인 경우 계산서를 발급하여야 한다.

약국에서는 매입의약품의 경우 과세와 면세 모두 부가가치세 10%를 지급하고 매입세금계산서를 발급받으며, 여성 생리대 등의 면세인 경우 계산서를 발급받는다. 부가가치세 신고를 할 때 세금계산서와 계산서는 반드시 신고하여야 하는 증빙서류이다.

2019년 7월부터 직전연도 일반매출과 조제 매출을 포함한 총매출이 3억 원이 넘는 경우 전자세금계산서를 발급하여야 한다. 2022년 7월부터는 약국 매출금액의 기준이 3억 원에서 2억 원으로 변경된다. 소비자가 일반의약품 구매 시 세금계산서의 발급을 신청할 수 있으며, 신용카드(지출증빙) 자체가 세금계산서의 효력이 있다.

약국을 양도양수 시 포괄양도양수 및 개별양도양수를 판단하여 세금계산서 발행 여부를 검토하여야 하고, 약국의 건물 등을 매매하는 경우 약국에서도 세금계산서를 발행해야 하는 경우가 발생하므로 유의하여야 한다. 즉 세금계산서를 잘못 발행하는 경우 가산세 및 매입세금계산서의 불공제가 발생할 수 있으므로 검토하여야 한다.

전자세금계산서가 아닌 종이세금계산서를 발행하는 경우 가산세가 부과될 수 있으므로 사전에 세금계산서 발행이나 계산서를 발행해야 하는 경우 검토 후 발급하여야 한다. 약국의 모든 증빙서류는 5년간 보관의무가 있다.

11 전자상거래(인터넷) 판매

건강기능식품과 의약부외품의 경우 약국 이외에서 판매할 수 있으므로 약국을 운영하는 약사가 직접 개인 쇼핑몰을 운영하기도 하고, 오픈마켓을 이용하여 건강기능식품을 판매하기도 한다. 이러한 이유로 약국의 인터넷 판매가 증가하고 있으며, 요즘 약국의 추세이다.

우선 전자상거래(인터넷)를 하려는 경우, 관할 구청에 통신판매업 신고와 도매인 구입 등의 절차가 필요하다. 약국의 경우 기존 사업자등록증에 업종을 추가하거나 약국 개업 시 사업자등록증에 업종을 추가 후 통신판매업 신고도 가능하다.

통신판매업이란 인허가사항이며, 통신(인터넷 등)에 의해 주문을 받고, 주문받은 상품을 택배와 같은 방식으로 고객에게 배송하는 것을 말한다. 통신판매업 신고를 할 때 '구매안전서비스 확인증'을 제출하여야 한다.

구매안전서비스 확인증은 소비자가 안전한 거래를 위해 결제한 대금을 제삼자에게 예치해 두었다가 물건을 받았을 때 지급하는 거래시스템을 말한다. 구매안전서비스 확인증은 은행에서 통장을 개설할 때 신청하거나 결제대행사(이니시스 등)를 통해 발급받을 수 있다.

사업자등록과 구매안전서비스 확인증이 준비되면 통신판매업 신고를 관할 구청에 방문하여 서류를 접수하거나, 행정안전부가 운영하는 정부민원포털 정부24(www.gov.kr)를 통하여 신청할 수 있다.

인터넷 판매 매출금액은 각 오픈마켓 정산페이지를 통해 확인할 수 있다. 이때 정산페이지의 정산금액은 부가가치세를 포함한 금액으로 인터넷 판매는 다른 어떤 매출보다 과세 투명성이 매우 높아 누락 없이 신고하여야 하고, 관련된 비용도 철저히 준비하여야 절세를 할 수 있다.

매출금액은 결제방법별(신용카드, 현금영수증, 계좌이체 등)로 집계하여야 하며, 오픈마켓 수수료를 포함한 총금액을 매출금액으로 신고하여야 한다. 오픈마켓 수수료는 전자세금계산서가 발행되어 별도의 비용으로 공제된다.

12 신용카드 매출전표 등 발행공제

요즘 약국의 고객들은 대부분 신용카드로 결제한다. 카드를 사용하면 세금 혜택뿐만 아니라 각종 포인트, 편리성 때문에 거의 모든 소비자가 신용카드 등의 전자결제방법으로 구매를 하고 있다. 따라서 약국사업자는 카드수수료 부담과 소득세 부담이 증가하였다. 일부 약국사업자는 고객에게 부가가치세를 덜 받고 현금거래를 유도하기도 한다. 따라서 정부는 사업자에게 전자결제를 적극적으로 유도하여 거래자료를 양성화시킬 수 있는 세법상 '신용카드 등 매출전표발급 세액공제' 혜택을 주고 있다.

'신용카드 등 매출전표발급 세액공제'는 신용카드 등 전자결제의 적극적 수용과 매출자료의 노출에 따른 급격한 세금부담을 완화해 주기 위한 지원책으로 거래자료 양성화를 위한 것이며, 업종에 따라 일정률의 매출세액공제를 해주고 있다.

약국의 경우 직전 연도 매약 매출의 공급가액이 10억 원을 초과하는 약국은 제외되며, 매출세액공제는 1.3%이다. 신용카드 매출전표 등 발행세액공제 한도는 사업장별로 연간 한도 500만 원이었으나 한시적으로(2019~2021년까지) 연간 1,000만 원이 적용된다.

- 세액공제액 = 신용카드 등 매출전표 발급금액×1.3%
- 한도: 500만 원(2019~2021년 연간 1,000만 원 적용)
- 공제배제대상: 연간 매약 매출이 10억 원 이상의 약국사업자

신용카드, 매출세액공제 매출범위는 조제 매출을 제외한 일반매출이며, 매약 매출이 많은 약국이나 건강기능식품, 의약부외품 등을 판매하는 소규모 약국사업자에게 아주 유용한 제도이다.

한편, 매약 매출이 많은 약국이나 대영할인점에 입점한 약국의 경우 고객이 결제할 때 판매시점정보관리시스템(POS시스템) 등에 따라 대형할인점 명의로 신용카드 매출전표를 발행하는 경우 세액공제를 받을 수 없다. 그리고 조제 매출은 부가가치세가 부과되지

않는 면세 매출이기 때문에 제외된다.

약국 중에서 조제 매출과 매약 매출을 결정하는 것을 분류하여 매약 매출을 줄이고, 조제 매출을 늘리고 신용카드 매출로 조절하여 신고할 경우 세무서의 분석조사대상이 될 수 있다.

13 조제 매출 관련 기계 판매와 구매

요즘 약국은 사람을 고용하고 관리하기 힘들어 이에 대한 해결책으로 자동조제기계(ATC: Automatic Tablet Counting and dispsensing)를 구매하여 일을 줄이고 인력관리 어려움의 대안으로 사용하고 있다.

자동화기기의 가격이 높기 때문에 시장에서는 중고 조제기계의 거래가 많아지고 활성화되고 있다. 중고 자동조제기계를 거래할 때 대부분 증빙 없이 판매하거나 구매하여 송금처리하는 경우가 많은데 증빙을 주고받을 수 있도록 신경 써야 한다. 계약서를 작성하여 서로 교부하는 경우도 있지만, 약국 간의 계산서 등을 수취하지는 않고 있어 세무처리를 위한 증빙을 하지 못하고 있다. 세무처리를 위해서는 증빙이 필수임을 알고 있으나 약국 간 거래에서 계산서 등의 증빙을 주고받는 일이 드물다.

그리고 약국에서 거액의 비용으로 조제기계를 구매하는 경우 실제 손익을 사전검토하여 손익을 따져보아야 한다. 그렇지 않을 경우 실제 번 돈보다 투자비용 과다로 낭패를 볼 수 있다.

따라서 자동조제기계(ATC)를 감가상각을 통한 경비처리를 하기 위해서 반드시 법에서 정한 세금계산서(적격증빙)를 발급받아야 한다. 자동조제기계의 경우 면세(조제)로 사용되었던 물품(중고매매)은 세금계산서가 아닌 계산서를 발행하여야 한다.

그 외에 개인 간 거래 및 약국 간 중고거래에 대하여 계산서 발행을 생략하는 경우가 발생하지 않도록 유의하여야 한다.

14 약국 건물 매각과 부가가치세

약국이 있는 상가건물을 매각하는 경우가 매우 드물어서 중요한 서류를 챙기지 못하고 넘어가는 경우가 많다. 주택이나 아파트 등 일반매매에서는 세금계산서를 주고받지 않지만, 상가건물을 매각할 때에는 세금계산서를 주고받아야 한다.

상가의 매각에 따른 세금계산서는 계약서에 의한 금액, 날짜 등을 정확하게 기재하여 발행하여야 한다. 세금계산서를 발행하지 않으면, 가산세는 물론 부가가치세를 환급받지 못해 손실을 볼 수도 있으므로 유의해야 한다.

상가 매각 시 「세법」에서는 토지분과 건물분을 나누어 계약서에 금액을 구분한다. 토지는 면세가 되어 부가가치세가 과세되지 않지만, 건물은 과세로 분류되어 부가가치세가 부과된다. 따라서 약국 건물을 매각하는 경우 토지가격과 건물가격으로 구분하여 계약서에 작성하여야 한다. 왜냐하면 약국이 있는 상가를 매각할 때 토지분과 건물분의 가격을 구분하여 기재하지 않아 매각 · 매수자 사이에 적지 않게 분쟁이 발생한다.

상가(약국) 매매 시 토지와 건물에 대하여는 안분계산을 하여야 하며, 건물가격 중에서 과세 매출비율에 해당하는 부분만큼 세금계산서를 발행하여야 한다.

재화나 용역의 공급시기가 발생하는 경우 상대방에게 소유권이 넘어가는 시점이 제공시점이 되며, 용역은 용역을 완료하는 시점이 발생시점이 된다. 그러나 미리 대금을 받으면 공급시기 이전에 세금계산서를 발행할 수 있다.

세금계산서를 발행자와 발급자의 기준으로 보면 발행자는 가산세를 부담하지만, 매입자는 매입세액 불공제 및 가산세 문제가 발생하기 때문에 주의 깊게 처리하여야 한다.

판매자 세금계산서를 정확한 날짜에 발행하지 않으면 매입자 측에서 가산세와 매입세액 불공제분에 대한 부담을 요구하게 된다. 세금계산서는 판매자의 발행의무이며, 정확한 날짜에 발행하여야 한다.

전자세금계산서 의무발행대상은 직전 사업연도 총공급가액이 3억 원 이상인 사업자이다. 약국은 과세와 면세를 합한 공급가액이 3억 원이 넘는 경우 전자세금계산서를 발행하여야 한다.

PART

08

약국의 종합소득세

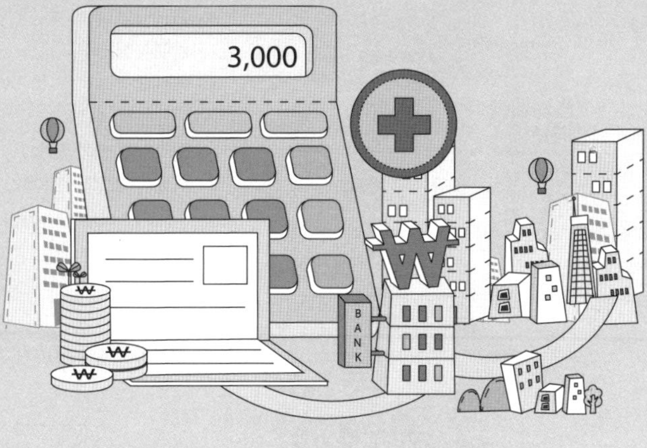

세액계산 흐름도

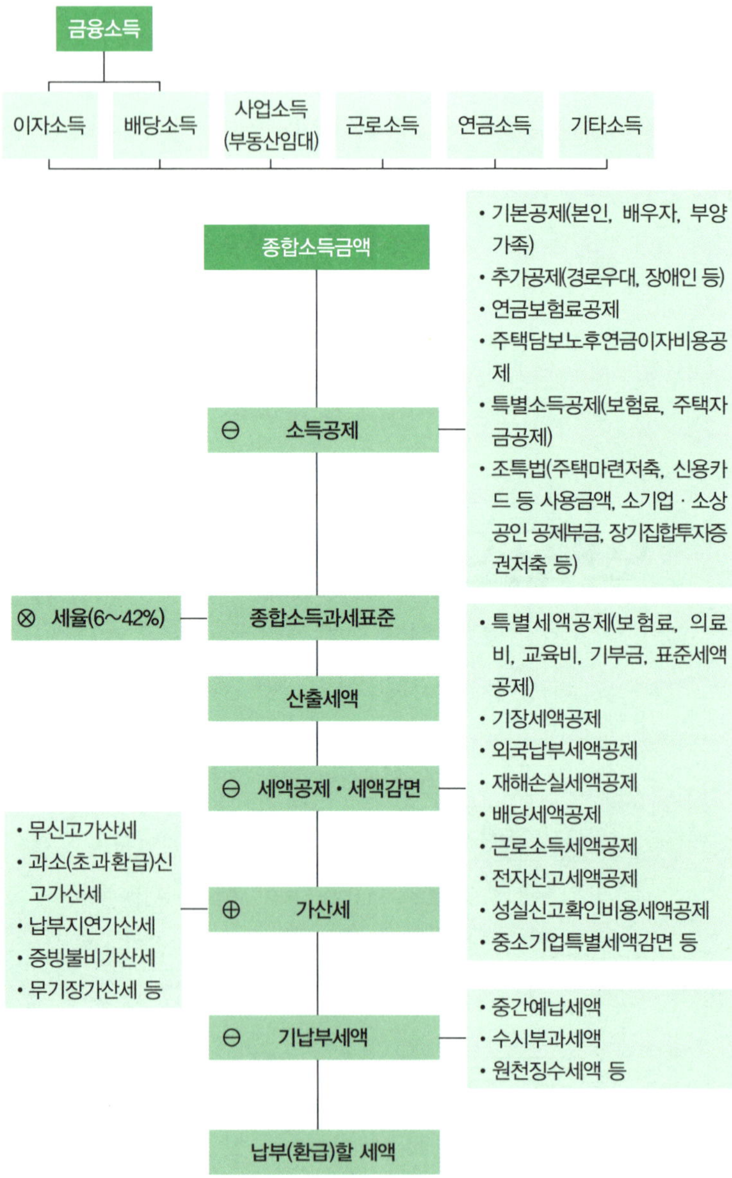

출처: https://www.nts.go.kr/nts/cm/cntnts/cntntsView.do?mi=2226&cntntsId=7666 참조

소득세((Income Tax)를 구분할 때는 크게 종합소득세, 퇴직소득세, 양도소득세 등으로 구분된다. 종합소득세란 개인의 각종 소득을 종합하여 하나의 과세단위로 부과하는 세금을 말한다. 매년 5월에 종합소득세를 신고할 때 퇴직소득과 양도소득에 관련된 사항은 합산하여 신고하지 않으며, 퇴직소득과 양도소득은 소득이 발생하는 시점에 신고한다.

1 종합소득세 신고방법

종합소득세 신고방법에는 두 가지가 있다. 하나는 장부기장에 의한 신고이고, 다른 하나는 추계방식에 의한 신고이다.

기장은 복식기장과 간편기장으로 추계신고에 의한 경비율은 기준경비율과 단순경비율로 나눈다. 이것을 나누는 기준은 사업자의 직전 사업연도 총수입금액이며, 일정 요건의 사업자는 직전 연도 수입금액과 관계없이 복식부기의무를 지켜야 하며, 약국사업자는 복식부기 기장의무자이다. 전문직 사업자로서 수입금액의 규모와 관계없이 사업개시와 동시에 복식부기의무자에 해당한다.

직전 연도 수입금액이 간편장부대상자 기준수입금액 이상인 사업자, 전문직 사업자로 의사(한의사 포함), 약사(한약사 포함), 수의사, 변호사업, 심판변론인업, 변리사업, 법무사업, 공인회계사업, 세무사업, 경영지도사업, 기술지도사업, 감정평가사업, 손해사정인업, 통관업, 기술사업, 건축사업, 도선사업, 측량사업, 공인노

업종 구분	간편장부기준 (수입금액)	복식기장
농업 · 임업 및 어업, 광업, 도매 및 소매업, 부동산매매업 등	3억 원 미만	사업명계좌 신고
제조업, 숙박 및 음식점업, 상품중개업 등	1억 5,000만 원 미만	
부동산임대업, 전문 · 과학 및 기술서비스업, 교육서비스업, 보건업 및 사회복지서비스업 등	7,500만 원 미만	

무사업, 전문직 사업자의 경우에는 기준금액에 미달하더라도 복식장부대상자에 해당한다.

간편장부대상자에 해당하더라도 향후·매출증가가 예상되거나 인건비 신고를 해야 하는 경우 초기에 이월결손금이 발생하면 복식장부로 기장하는 것이 유리하며, 간편장부대상자가 복식장부로 기장할 경우 기장 세액공제의 혜택도 받을 수 있다.

복식장부대상자가 기장의무를 위반할 경우 무기장가산세(20%)가 부과되며 이월결손금 공제 등의 혜택도 받을 수 없게 된다.

2 약국사업자가 부동산임대사업을 동시에 하는 경우

기장의무의 판단기준은 거주자단위이다. 약국을 주된 사업으로 하고, 부동산임대업을 동시에 하는 경우 약국뿐만 아니라 부동산임대업도 복식부기대상에 해당한다.

하지만 부동산임대업이 공동사업장인 경우, 하나의 거주자로 보아 세법상 공동사업장은 별도로 기장의무를 판단한다. 직전 연도 총수입금액이 일정 금액 미만이면 부동산임대사업은 간편장부로 판단할 수 있다.

3 약국사업자의 복식부기

복식부기는 재산에 영향을 미치는 모든 거래를 파악하여 재산이 변화한 원인과 그로 인한 결과를 차변과 대변으로 구분하여 이중으로 기록한다. 왼쪽인 차변에는 자산의 증가, 부채 또는 자본의 감소, 비용의 발생 등을 기재하고, 오른쪽인 대변에는 자산의 감소, 부채 또는 자본의 증가, 수익의 발생 등을 기록한다. 거래에는 항상 원인과 결과가 존재한다. 원인과 결과를 기록하기 때문에 거래 내역을 추적할 수 있다.

약국은 전문직 사업자 회계기준에 맞추어 복식기장을 작성해야 한다. 약국사업자가 복식부기방식으로 기장을 한다는 것은 사실상 불가능하여, 회계사무실에 기장의뢰를 통한 복식부기장부를 작성하고 세무신고를 한다.

4 종합소득세 계산

소득이 있는 곳에 세금이 있다. 소득이 중요한 개념으로 소득에 대하여 알아보면 다음과 같다.

▌소득의 종류▐

소득 구분	내용
부동산임대소득	상가를 사서 임대를 하였다.
배당소득	주식을 사서 배당소득을 받았다.
이자소득	은행에 예금을 해서 이자를 받았다.
사업소득	공장이나 식당 사장이 되어 소득이 발생했다.
근로소득	근로를 제공하고 월급을 받았다.
연금소득	연금을 불입하고 나중에 연금소득을 받았다.
기타소득	복권을 샀는데 복권이 당첨되었다.

위에서 열거한 소득을 종합소득이라 하고, 이외의 다른 소득은 대부분 기타소득으로 본다.

소득세는 개인의 소득에 과세하는 세금으로 종합소득세, 퇴직소득세, 양도소득세 등으로 구분하며, 퇴직소득과 양도소득은 수년에 걸친 소득이 일시에 실현되기 때문에 종합소득에 포함하지 않고 별도로 분류 과세를 한다.

▮ 종합소득세 신고대상의 사례 ▮

구분	소득 종류	종합소득세 신고대상
A약사	근무 약사, 건물임대, 대학교 강의	근로소득, 부동산임대소득, 사업소득
B약사	근무 약사, 강연 및 주식투자	근로소득, 사업소득, 배당소득
C약사	약국운영, 건물임대, 강연료	사업소득, 부동산임대소득, 기타소득

▮ 종합소득세의 기본적인 계산과정 ▮

- 총수입금액 – 필요경비 = 소득금액
- 소득금액 – 소득공제 = 과세표준
- 과세표준 × 세율 = 산출세액
- 산출세액 – 세액공제 및 감면세액 = 결정세액
- 결정세액 – 이미 납부한 세액 = 납부할 소득세액

5 종합소득세 세율

▮ 약국의 종합소득세 세율 ▮

과세표준	기본세율	누진공제
1,200만 원 이하	6%	–
1,200만 원~4,600만 원	15%	108만 원
4,600만 원~8,800만 원	24%	522만 원
8,800만 원~1억 5,000만 원	35%	1,490만 원
1억 5,000만 원~3억 원	38%	1,940만 원
3억 원~5억 원	40%	2,540만 원
5억 원 초과	42%	3,540만 원

표와 같이 6~42%의 초과 누진세율이 적용된다. 즉 소득이 높을수록 세부담이 누진적으로 적용되는 세율구조이다.

6 종합소득세 신고와 납부

약국사업자의 '종합소득세 확정신고'는 5월 1일부터 5월 31일까지 주소지 관할 세무서에 신고하여야 한다

매출액이 15억 원이 넘으면 성실신고대상 약국으로 분류되어 6월 30일까지 신고한다. 납부세액이 1,000만 원을 초과하면 납세자의 세부담을 고려하여 세액을 분납할 수 있다. 분납기한은 납부기한으로부터 2개월 이내이며, 소득세 납부기한이 5월 31일까지이므로 분납기한은 7월 31일까지 분납이 가능하다. 성실확인대상자의 경우 6월 30일까지이므로 8월 31일까지 분납이 가능하다.

세액이 1,000만 원을 초과하여 소득세를 나누어 내고자 하면 별도의 신청 없이 소득세 신고서상에 분납금액을 적으면 분납이 가능하며, 일단 분납을 신청한 금액에 대해서는 납부를 하지 않더라도 가산세가 부과되지 않는다.

납부할 소득세액	분납 가능한 소득세액
1,000만 원 초과 2,000만 원 이하	1,000만 원 초과하는 금액
2,000만 원을 초과하는 경우	낼 세액의 50% 이하 금액

종합소득세 중간예납은 매년 11월이며, 1월부터 6월까지의 반기

실적에 대한 소득세를 내는 것으로 직접 신고·납부하는 것이 아니라 세무서로부터 전년도 기준에 따라 절반을 고지받고 납부한다. 중간예납으로 미리 낸 세금은 다음 연도 5월 종합소득세 신고할 때 기납부세액으로 공제된다.

7 인적 소득공제

약국의 종합소득세 신고 시 소득공제항목인 인적공제는 기본공제 및 추가공제로 구분한다.

1) 인적공제 – 기본공제: 공제금액 1인당 150만 원

기본공제 대상가족	공제요건		공제금액
	소득요건	나이요건	
본인	×	×	1명당 연 150만 원
배우자	○	×	
직계존속	○	만 60세 이상	
형제자매	○	만 20세 이하, 만 60세 이상	
직계비속	○	만 20세 이하	
위탁아동	○	해당 과세기간에 6개월 이상 직접 양육한 위탁아동	
수급자 등	○	×	

* 기본공제 제외대상자: 이혼한 배우자, 사실혼관계의 배우자, 숙부, 고모, 외삼촌, 이모, 조카, 형제자매의 배우자, 며느리 또는 사위

출처: https: //blog.naver.com/ntscafe/222551241795 참조

기본공제는 본인, 배우자, 부양가족에 대해 1명당 150만 원씩 공제한다. 기본공제대상은 연간 소득금액이 100만 원 이하여야 한다. 근로소득이 있다면 총급여가 500만 원 이하여야 한다. 여기에서 부양가족이라 함은 본인 또는 배우자의 직계존속 · 직계비속 · 형제자매를 포함하며, 「국민기초생활보장법」에 의한 수급자, 해당 과세연도에 6개월 이상 위탁하여 양육한 위탁아동 또한 포함할 수 있다.

직계비속은 학업, 취업 등의 이유로 어디에서 거주하든 부모와 생계를 같이 하는 것으로 보아 만 20세 이하, 연간 소득금액이 100만 원 이하일 경우 생계와는 무관하게 공제할 수 있다.

직계존속은 주민등록표상 동거가족이거나 다른 주소에 거주하더라도 주거 형편상 별거 인정거주자가 실제 부양하고 있다면 예외적으로 인정하여, 만 60세 이상, 연간 소득금액이 100만 원 이하이고, 소득자와 생계를 같이 할 때 공제할 수 있다.

형제자매는 주민등록표상 동거가족이어야 한며, 만 20세 이하 또는 만 60세 이상, 연간 소득금액이 100만 원 이하여야 한다.

배우자의 직계존속과 형제자매도 요건을 충족하면 기본공제대상자이므로 누락하는 일이 없도록 요건을 검토하여야 한다.

기초생활보장 수급자는 소득요건만 갖추면 나이와 무관하게 공제 가능하며, 위탁아동은 만 18세 미만이면 가능하다.

2) 인적공제 - 추가공제: 기본공제대상의 추가공제

추가공제 대상가족	공제요건	공제금액
경로우대자	기본공제대상자가 만 70세 이상	1명당 연 100만 원
장애인	기본공제대상자가 장애인	1명당 연 200만 원
부녀자	근로소득금액이 3,000만 원 이하인 근로자가 다음 어느 하나에 해당하는 경우 • 배우자가 있는 여성근로자 • 배우자가 없는 여성근로자가 기본공제대상 부양가족이 있는 세대주	1명당 연 50만 원
한부모	배우자가 없는 자로서 기본공제대상인 직계비속 또는 입양자의 경우(부녀자공제와 중복 적용 배제→중복 시 한부모공제를 적용)	연 100만 원

https: //blog.naver.com/ntscafe/222551241795 참조

추가공제는 기본공제대상자가 경로우대자, 장애인, 부녀자, 한부모에 해당하는 경우 근로자의 당해연도 근로소득금액에서 추가로 공제할 수 있다. 추가공제는 기본공제요건을 충족하지 못한다면 추가공제를 받을 수 없다. 본인의 기본공제대상자에 한해 1인당 150만 원의 기본공제 외에 요건에 따라 추가공제를 해주는 제도이다.

경로우대자공제는 본인을 포함하여 기본공제대상자인 배우자, 부양가족이 만 70세 이상일 때 1인당 100만 원을 추가로 공제한다.

기본공제대상자 중 장애인은 소득요건만 충족한다면 나이와 무관하게 1인당 200만 원의 장애인 공제가 가능하다.

부녀자공제는 종합소득금액이 3,000만 원 이하인 거주자만 공제

가능하며, 거주자 본인이 배우자가 있는 여성이거나 배우자가 없는 여성으로 부양가족이 있는 세대주인 경우 해당하고, 1인당 50만 원을 추가로 공제한다.

한부모소득공제는 부녀자공제와 중복 적용은 불가하며, 배우자가 없는 거주자로서 기본공제대상자인 직계비속 또는 입양자가 있으면 성별과 무관하게 1인당 100만 원을 추가로 공제한다.

8 벤처투자조합 출자 등에 대한 소득공제

종합소득세 절세를 위해 '중소기업창업투자조합 출자' 등 소득공제를 활용할 수 있다. 개인이 벤처기업에 투자하였거나 개인투자조합을 통해 벤처기업에 투자하면 소득공제를 받을 수 있다. 의사, 약사 고소득자와 대기업 임직원 등 이미 많은 사람이 절세방안으로 활용하고 있다.

정부는 중소벤처기업 육성을 통한 성장과 고용을 위하여 중소벤처기업에 투자한 투자자에게 세제 혜택을 주고 있다. 이것이 「조세특례제한법」 제16조[01]에 의한 '벤처투자조합 출자 등에 대한 소득공

01 제16조(벤처투자조합 출자 등에 대한 소득공제) ① 거주자가 다음 각호의 어느 하나에 해당하는 출자 또는 투자를 하는 경우에는 2022년 12월 31일까지 출자 또는 투자한 금액의 100분의 10(제3호 · 제4호 또는 제6호에 해당하는 출자 또는 투자의 경우에는 출자 또는 투자한 금액 중 3천만원 이하분은 100분의 100, 3천만원 초과분부터 5천만원 이하분까지는 100분의 70, 5천만원 초과분은 100분의 30)에 상당하는 금액(해당 과세연도의 종합소득금액의 100분의 50을 한도로 한다)을 그 출자일 또는 투자일이 속하는 과세연도(제3항의 경우에는 제1항

제'이다.

「조세특례제한법」 제16조(벤처투자조합 출자 등에 대한 소득공제)에 따른 소득공제는 거주자가 직접 또는 투자조합을 통해 벤처기업 등에 투자하는 경우 받을 수 있는 제도로, 엔젤투자를 활성화하기 위해 마련되었다. 벤처기업 투자에 대한 소득공제율은 아래 표와 같다.

연도별 공제금액

<table>
<tr><th colspan="3">구분</th><th>공제율</th><th>한도액</th></tr>
<tr><td rowspan="4">2015년 이후 투자분</td><td colspan="2">투자조합, 투자신탁을 통한 간접투자</td><td>10%</td><td rowspan="4">당해 과세연도 종합소득금액의 50%</td></tr>
<tr><td rowspan="3">벤처기업 개인투자조합에 직접 투자</td><td>1,500만 원 이하</td><td>100%</td></tr>
<tr><td>1,500~5,000만 원</td><td>50%</td></tr>
<tr><td>5,000만 원 초과</td><td>30%</td></tr>
</table>

제3호 · 제4호 또는 제6호에 따른 기업에 해당하게 된 날이 속하는 과세연도를 말한다)의 종합소득금액에서 공제(거주자가 출자일 또는 투자일이 속하는 과세연도부터 출자 또는 투자 후 2년이 되는 날이 속하는 과세연도까지 1과세연도를 선택하여 대통령령으로 정하는 바에 따라 공제시기 변경을 신청하는 경우에는 신청한 과세연도의 종합소득금액에서 공제)한다. 다만, 타인의 출자지분이나 투자지분 또는 수익증권을 양수하는 방법으로 출자하거나 투자하는 경우에는 그러하지 아니하다.

1. 벤처투자조합, 신기술사업투자조합 또는 전문투자조합에 출자하는 경우
2. 대통령령으로 정하는 벤처기업투자신탁의 수익증권에 투자하는 경우
3. 개인투자조합에 출자한 금액을 벤처기업 또는 이에 준하는 창업 후 3년 이내의 중소기업으로서 대통령령으로 정하는 기업에 대통령령으로 정하는 바에 따라 투자하는 경우
4. 「벤처기업육성에 관한 특별조치법」에 따라 벤처기업등에 투자하는 경우
5. 창업 · 벤처전문사모집합투자기구에 투자하는 경우
6. 「자본시장과 금융투자업에 관한 법률」 제117조의10에 따라 온라인소액투자중개의 방법으로 모집하는 창업 후 7년 이내의 중소기업으로서 대통령령으로 정하는 기업의 지분증권에 투자하는 경우

<table>
<tr><td rowspan="5">2018년
이후 투자분</td><td colspan="2">투자조합, 투자신탁을 통한 간접투자</td><td>10%</td><td rowspan="5">당해 과세연도 종합소득금액의 50%</td></tr>
<tr><td rowspan="4">벤처기업 개인투자조합에 온라인 소액투자의 직접투자</td><td>3,000만 원 이하</td><td>100%</td></tr>
<tr><td>3,000~5,000만 원</td><td>70%</td></tr>
<tr><td rowspan="2">5,000만 원 초과</td><td rowspan="2">30%</td></tr>
<tr></tr>
</table>

출처: 한국세무사회, 2021년 종합소득세 신고 실무

투자란 벤처기업에 투자한 것을 말하며, 주식지분을 양수하는 방법으로 취득하는 경우 공제대상이 되지 않는다. 예를 들어, 고소득자일수록 절세효과가 매우 크다. 약국의 소득이 2억 원인 경우의 소득공제를 활용한 세금 혜택을 알아보면 소득자가 3,000만 원을 개인투자조합에 투자했을 경우 100% 소득 공제되어 지방소득세 포함 총 1,000만 원을 절세할 수 있으며, 투자일로부터 3년 이내에 출자지분을 이전하거나 회수하는 경우에는 감면세액이 추징됨을 유의하여야 한다.

9 노란우산공제

소기업 · 소상공인이 폐업이나 노령 등의 생계위협으로부터 생활의 안정을 기하고 사업 재기 기회를 제공받을 수 있도록 「중소기업협동조합법」 제115조 규정에 따라 운영되는 사업주의 퇴직금(목돈 마련)을 위한 공제제도이다.

제도의 특징은 첫째, 공제금에 대한 수급권을 보호한다. 공제금은 법에 의해 압류, 양도, 담보 제공이 금지되어 있어 안전하게 생활안정과 사업 재기를 위한 자금으로 활용할 수 있다. 둘째, 연간 최대 500만 원 소득공제된다. 납부불입금액에 대해서는 기존 소득공제상품과 별도로 최대 연 500만 원까지 추가로 소득공제가 가능하다. 셋째, 일시 · 분할금으로 목돈을 마련할 수 있다. 납입원금 전액이 적립되고 그에 대해 복리이자를 적용하기 때문에 폐업 시 일시금 또는 분할금의 형태로 목돈을 돌려받을 수 있다. 자영업자의 경우 무조건 가입하여야 하는 강제사항이 아니고, 자영업자 스스로 가입하면 많은 유리한 조건을 부여하고 있다. 넷째, 공제계약대출(부금 내 대출)을 통한 자금을 활용할 수 있다. 공제부금 납부를 연체하고 있지 않은 가입자는 임의해약환급금의 90% 이내에서 대출기간 1년(연장 가능), 대출이자 2.8%의 조건으로 대출을 활용할 수 있다. 다섯째, 무료 상해보험 가입 혜택을 받는다. 상해로 인한 사망 및 후유장애 발생 시 2년간 최고 월부금액의 150배까지 보험금이 지급되며, 보험료는 중소기업중앙회가 부담한다.

소기업 · 소상공인의 범위는 업종에 따라 차이가 있다. 노란우산공제의 월 납부한도는 최소 5만 원에서 100만 원 사이의 금액이며, 약국은 연평균 매출액이 50억 원 이상이거나 상시근로자가 10인 이상이면 가입할 수 없다.

▌노란우산공제에 가입하는 한도 및 불입금액▐

사업소득금액	공제한도
4,000만 원 이하	500만 원 까지 공제
4,000만 원~1억 원	300만 원 까지 공제
1억 원 초과	200만 원 까지 공제

* 소득수준별 공제한도 차등화(2017년 이후 납입하는 분부터)

10 연금보험료공제

1) 국민연금보험료 등 공제

「국민연금법」에 따라 부담하는 연금보험료(근로자는 사용자부담금 제외)는 지역가입, 직장가입을 불문하고 해당 과세기간에 납부한 연금보험료를 공제한다.

각 연금법 또는 「별정우체국법」에 따라 거주자 본인이 부담하는 기여금 · 부담금(공무원연금, 군인연금, 사립학교교직원연금, 별정우체국연금의 합계)을 공제한다.

2) 주택담보 노후연금 이자비용공제

주택담보 노후연금 이자비용공제란 연금소득이 있는 거주자로 주택담보 노후연금을 지급받은 경우에는 그 지급받은 연금에 대하여 해당 연도에 발생한 이자상당액을 해당 연금소득범위 내에서 200만 원을 한도로 공제한다.

11 사회보험료 세액공제[02](조세특례제한법 제30조의4)[03]

중소기업이 직전 과세기간보다 상시근로자가 증가하였으면 증가한 근로자에 대하여 기업이 부담한 사회보험료(국민연금 등)를 법인세, 소득세(부동산임대 제외 사업소득에 함)에서 세액공제하며, 세액공제받은 이후 사업연도에 인원이 감소하지 않았으면 동일한 금액을 이후 사업연도에도 세액공제한다(2년간 공제).

1) 청년 상시근로자, 경력단절여성 세액공제(2017년부터)

청년 상시근로자 고용증가인원에 대하여 사용자가 부담하는 사회보험료 상당액=청년 상시근로자 고용증가인원×청년 상시근로자에 대한 사용자의 사회보험료 부담금액×100분의 100

- 청년 상시근로자 증가인원은 상시근로자 증가인원을 한도로 한다.
- 사용자의 사회보험료 부담액(두루누리 지원금 등 국가 보조

---

02 한국세무사회, 2021년 종합소득세 신고 실무(2020년 귀속)

03 「조세특례제한법」 제30조의4 ④ 제1항 및 제3항에 따른 사회보험이란 다음 각 호의 것을 말한다.
1. 「국민연금법」에 따른 국민연금
2. 「고용보험법」에 따른 고용보험
3. 「산업재해보상보험법」에 따른 산업재해보상보험
4. 「국민건강보험법」에 따른 국민건강보험
5. 「노인장기요양보험법」에 따른 장기요양보험

금 제외) = 해당 과세연도 청년 상시근로자에게 지급하는 소득세법상 총급여 / 해당 과세연도 청년 상시근로자 × 사회보험료율

- 경력단절여성(아래에 모두 해당이 되는 경우)(조특법 제29조의3 제1항 참고)
  - 해당 기업 또는 해당 기업과 동일한 업종(표준산업분류 중 중분류)의 기업에서 1년 이상 근무한 후 결혼 · 임신 · 출산 · 육아 및 자녀교육의 사유로 퇴직하였을 것
  - 위 사유로 퇴직한 날부터 3년 이상 15년 미만의 기간이 지났을 것(종전 10년에서 2020년 개정)
  - 해당 기업의 최대주주 · 최대출자자(개인은 대표자) 및 그와 특수관계인이 아닐 것

2) 청년 외 상시근로자 사회보험료 세액공제

청년 외 상시근로자 고용증가인원에 대하여 사용자가 부담하는 사회보험료 상당액=청년 외 상시근로자 고용증가인원×청년 외 상시근로자에 대한 사용자의 사회보험료 부담금액×100분의 50(2017년부터 신성장 서비스업을 영위하는 중소기업의 경우 100분의 75)

- 청년 외 상시근로자 증가인원은 해당 과세연도에 직전 과세연도 대비 증가한 상시근로자 수에서 청년 상시근로자 증가인원 수를 뺀 금액으로 한다(0 이하는 0으로 본다).
- 사용자의 사회보험료 부담액(두루누리 지원금 등 국가 보조금 제외)=해당 과세연도 청년 외 상시근로자에게 지급하는

소득세법상 총급여/(해당 과세연도 상시근로자 수 – 해당 과세연도의 청년 상시근로자 수)×사회보험료율(해당 사업연도 말 기준)

12 고용증대세액공제(조세특례제한법 제29조의7, 시행령 제26조의7)

고용증대세액공제란 2018년부터 고용창출투자세액공제와 청년고용증대세액공제를 통합하여 투자와 관계없이 고용인원이 증가한 인원에 대하여 일정한 세액공제를 하는 고용세액공제제도이다.

대상기업에는 2021년도 12월 31일이 속하는 과세연도까지의 기간 중 해당 과세연도의 상시근로자의 수가 직전 과세연도의 상시근로자의 수보다 증가한 경우에는 다음과 같이 금액을 더해 해당 과세연도의 소득세(부동산임대소득을 제외한 사업소득에 대해서만 해당)에서 공제한다. 소비성 서비스업은 제외되며, 약국은 소비성 서비스업에 해당하지 않아 고용인원이 증가한 경우 고용증대세액공제를 적용받을 수 있다.

1) 공제율

구분	중소기업	
	수도권	지방
청년 외 상시근로자	700만 원	770만 원
청년 등 상시근로자	1,100만 원	1,200만 원
공제기간 (공제연도 인원 유지할 때)	해당 연도 포함하여 3년간	

출처: 한국세무사회, 2021년 종합소득세 신고 실무

2) 상시근로자

「조세특례제한법 시행령」 제23조 제10항에 의하여 「근로기준법」에 따라 근로계약을 체결한 내국인 근로자를 말한다. 다만 다음 각 호의 어느 하나에 해당하는 사람은 제외한다.

1. 근로계약기간이 1년 미만인 근로자(근로계약의 연속된 갱신으로 인하여 그 근로계약의 총기간이 1년 이상인 근로자는 제외)
2. 「근로기준법」 제2조 제1항 제9호에 따른 단시간근로자. 다만, 1개월간의 소정근로시간이 60시간 이상인 근로자는 상시근로자로 본다.
3. 「법인세법 시행령」 제40조 제1항 각호의 어느 하나에 해당하는 임원
4. 해당 기업의 최대주주 또는 최대출자자(개인사업자의 경우에는 대표자를 말한다)와 그 배우자
5. 제4호에 해당하는 자의 직계존비속(그 배우자를 포함한다) 및

「국세기본법 시행령」 제1조의2 제1항에 따른 친족관계인 사람

6. 「소득세법 시행령」 제196조에 따른 근로소득원천징수부에 의하여 근로소득세를 원천징수한 사실이 확인되지 아니하고, 다음 각목의 어느 하나에 해당하는 금액의 납부 사실도 확인되지 아니하는 자

   가. 「국민연금법」 제3조 제1항 제11호 및 제12호에 따른 부담금 및 기여금

   나. 「국민건강보험법」 제69조에 따른 직장가입자의 보험료

3) 청년 정규직 근로자 및 장애인

「조세특례제한법 시행령」 제26조의7 ③ 법 제29조의7 제1항 제1호에서 "청년 정규직 근로자, 장애인 근로자, 60세 이상인 근로자 등 대통령령으로 정하는 상시근로자"란 상시근로자 중 다음 각 호의 어느 하나에 해당하는 사람(이하 이 조에서 "청년등 상시근로자"라 한다)을 말한다.

1. 15세 이상 29세 이하인 사람 중 다음 각목의 어느 하나에 해당하는 사람. 다만, 해당 근로자가 제27조 제1항 각목의 어느 하나에 해당하는 병역을 이행한 경우에는 그 기간(6년을 한도로 한다)을 현재 연령에서 빼고 계산한 연령이 29세 이하인 사람을 포함한다.

   가. 「기간제 및 단시간근로자 보호 등에 관한 법률」에 따른 기간제 근로자 및 단시간 근로자

나. 「파견근로자 보호 등에 관한 법률」에 따른 파견근로자

다. 「청소년 보호법」 제2조 제5호 각목에 따른 업소에 근무하는 같은 조 제1호에 따른 청소년

2. 「장애인복지법」의 적용을 받는 장애인과 「국가유공자 등 예우 및 지원에 관한 법률」에 따른 상이자

4) 사후관리(조세특례제한법 제29조의7 제2항)

소득세 또는 법인세를 공제받은 내국인이 공제를 받은 과세연도의 종료일부터 2년이 되는 날이 속하는 과세연도의 종료일까지의 기간 중 각 과세연도의 청년 등 상시근로자 수 또는 전체 상시근로자 수가 공제를 받은 과세연도보다 감소한 경우에는 추가공제를 적용하지 않고 이미 공제받은 세액(2년간)에 상당하는 금액을 소득세 또는 법인세로 납부하여야 한다. 이때 가산세 및 가산이자는 적용되지 않는다.

13 성실신고확인비용 세액공제

성실신고확인제도란 수입금액이 업종별로 일정 규모 이상인 개인사업자가 종합소득세를 신고할 때 장부기장 내용의 정확성 여부를 세무사 등에게 확인받은 후 신고하게 함으로써 개인사업자의 성실한 신고를 유도하기 위해 도입한 제도이다.

성실신고의 확인자는 세무사, 공인회계사, 세무법인, 회계법인

이 성실신고확인을 할 수 있다(「소득세법 시행령」 제133조 제3항). 신고납세제도의 기본 틀을 유지하면서 사업자의 장부기장 내역과 과세소득의 계산 등 성실성을 확인하기 위해서는 세무전문가의 공공성과 전문성을 필요로 한다.

성실신고확인대상 약국에 해당하면 업무무관경비에 대해 철저한 검증을 하게 된다. 업무무관경비는 인건비 및 배우자와 직계존비속에게 지급한 인건비에 대한 실제 근무 여부를 확인한다. 일용직, 아르바이트 등의 가공 인건비 및 유학이나 군복무 중인 자 등에 대한 인건비의 계상 등을 확인하는 것이다.

접대비와 복리후생비는 거래처관리경비 또는 가족이나 개인지출경비 등을 계상하는지 등을 검토한다. 여비교통비는 지출 내용, 목적, 장소 등을 검토하여 개인적 경비의 변칙 계상 여부를 확인한다. 차량유지비는 업무용 차량 보유현황, 용도 등을 검토하여 가정용 차량유지관리비 등 업무무관 계상경비를 확인한다.

또한 성실신고확인대상에 해당하면 비용에 좀 더 엄격한 기준을 적용하며, 성실신고확인대상이 아닌 경우보다 더 많은 세금을 내는 경우가 많다.

성실신고확인 검토 시 지출비용에 대한 적격증빙을 제대로 수취했는지와 3만 원 초과 거래 중 적격증빙 영수증이 없는 비용의 명세 및 미수취 사유, 장부상 거래금액과 적격증빙금액의 일치 여부를 확인하여 적격증빙보다 과다한 비용을 계상한 항목들을 살펴본다. 즉 세무신고자료 등을 세무전문가가 소득금액 신고 시 사전 검증하는 제도라고 할 수 있다.

성실신고확인의 경우 해당 연도 수입금액을 기준으로 대상 여부를 판단하게 된다.

▮ 성실신고확인대상자 ▮

업종별	2018년 귀속부터
농업 · 임업, 도매 및 소매업(상품중개업 제외) 등	해당 연도 수입금액 15억 원 이상
제조업, 숙박 및 음식점업, 금융 및 보험업, 상품중개업 등	해당 연도 수입금액 7.5억 원 이상
부동산임대업, 서비스업, 수리 및 기타 개인서비스업 등	해당 연도 수입금액 5억 원 이상

약국은 소매업에 해당되어 매출기준으로 2018년도 귀속연도부터는 해당 연도 수입금액이 15억 원 이상인 경우 성실신고확인대상에 해당된다.

약국 운영 시 겸업사업으로 임대소득이 있는 경우 등 2개 이상의 업종을 영위하는 경우 주업종을 기준으로 부수업종의 매출을 환산하여 판단한다. 그리고 약국 운영 시 부동산임대업을 겸업하는 경우 부동산임대소득 매출액이 5억 원 이상이면 성실확인대상에 해당된다. 따라서 약국이 주업이면서 부수적으로 부동산임대업을 운영하는 경우, 산정한 금액이 15억 원을 기준으로 성실확인대상 여부가 판단된다.

또한 성실신고확인대상자임에도 불구하고 '성실신고확인서' 없이 세무신고를 할 때는 불이익을 받게 되며, 성실신고확인서를 제출하는 경우 신고납부기한 연장 등 여러 가지 지원을 받을 수 있다. 첫째, 종합소득세 신고기한은 일반신고는 5월 말, 성실신고는 6월 말이다. 둘째, 의료비와 교육비에 대하여 세액공제를 받을 수 있다. 셋째, 성실신고확인대상자 확대로 성실신고확인에 대한 세액공제 성실확인비용에 대하여 직접 지출된 비용의 60%를 연 120만 원 한도로 인상되어 세액공제가 가능하다.

조세특례제한법상 세액공제 감면 시 유의사항

1. 창업중소기업, 벤처기업세액감면(조특법 제6조): 감가상각의제 해당 다른 세액공제, 감면과 중복공제 배제 공제 시 개별 판단하여 선택
2. 중소기업특별세액감면과 감가상각의제 해당: 중복적용 배제공제 시 고용증대세액공제와 사회보험료세액공제와는 중복적용되나 그 외 세액공제와는 중복배제
3. 고용증대세액공제(조특법 제29조의7): 동일 소득에 대하여 중복적용되지 않음(구분경리 필요). 세액공제 중복적용 가능
4. 사회보험료세액공제(조특법 제30조의4): 세액감면 중복적용 배제, 세액공제 중복적용 가능
5. 성실신고확인비용 세액공제: 세액감면과 중복공제 가능

14 재무상태표

약국의 재무제표는 12월 31일 현재의 기준으로 약국이 보유하고 있는 자산과 부채의 상태를 나타내는 표준화된 양식으로 정리한 것을 말한다. 자산과 부채는 유동성이 큰 항목부터 배열하는 것을 원칙으로 하며, 재무상태표 양식을 요약해서 표시하면 다음과 같다.

재무상태표

차변	대변
자산	부채
Ⅰ. 유동자산	Ⅰ. 유동부채
1. 당좌자산	Ⅱ. 비유동부채
2. 재고자산	자본
Ⅱ. 비유동자산	Ⅰ. 자본금
1. 투자자산	
2. 유형자산	
3. 무형자산	
4. 기타 비유동자산	

* 재무상태표를 당기와 전기로 비교하여 비교재무제표로 작성한다.

자산은 1년을 기준으로 유동자산과 비유동자산으로 분류한다. 다만 정상적인 영업주기 내에 판매되거나 사용되는 재고자산과 회수되는 매출채권 등은 보고기간 종료일로부터 1년 이내에 실현되지 않더라도 유동자산으로 분류된다. 이 경우 유동자산으로 분류한 금액 중 1년 이내에 실현되지 않을 금액을 기재한다.

약국이 영업을 위해 보유하고 있는 모든 재산은 유동자산과 비유동자산으로 나누며, 유동자산은 1년 이내에 현금으로 전환되거나 소멸할 것이 예상되는 현금이나 예금과 같은 자산을 말하고, 당좌자산과 재고자산으로 나눈다. 당좌자산은 수표, 예금, 외상매출금, 단기대여금 등과 같이 현금으로 쉽게 전환할 수 있는 것을 말한다. 재고자산은 전문의약품과 일반의약품 등과 같이 판매목적으로 보유하는 자산을 말한다.

비유동자산(고정자산)은 투자자산, 유형자산, 무형자산, 기타 비유동자산이 있다. 이는 1년 이상 약국 내에 기계장치(자동포장기) 등을 보유하면서 장기적인 수익을 올리거나 약국 영업활동에 도움을 주는 자산을 말한다.

재고자산은 판매목적으로 보유하는 것으로 전문의약품과 일반의약품 등의 재고를 말한다. 또한 투자자산이란 투자목적으로 장기간 보유하는 재산이라 할 수 있다.

유형자산은 실체가 있는 재산을 말하며 토지나 건물, 조제장비, 차량운반구 등이 있다. 무형자산은 실체가 없지만 무형의 가치를 평가한 것으로 권리금이나 영업권, 상표권 등이 있다.

기타 비유동자산은 약국의 보증금 등을 말한다.

회계기준상 부채는 유동부채와 비유동부채가 있다. 유동부채는 1년 이내에 상환해야 하는 부채를 말하며, 비유동부채는 1년 이후에 상환해야 하는 부채로 구분된다.

유동부채에는 의약품 구입대금을 외상으로 했을 때 발생하는 외상매입금, 은행 대출의 단기차입금 등이 있고, 비유동부채는 장기적 목적으로 차입하는 은행 대출 등이 있다.

자본은 자산에서 부채를 뺀 금액으로, 약사 개인의 자금조달 및 은행 대출 등 약국을 운영하기 위해 필요한 자금을 말한다.

15 손익계산서

1) 손익계산서 개념

손익계산서란 1월 1일부터 12월 31일까지의 수익에서 비용처리 후 소득(이익)에 대한 내용을 표준화된 양식으로 정리한 것을 말한다.

손익계산서

제×기 202×년 01월 01일부터 202×년 12월 31일까지

제×기 202×년 01월 01일부터 202×년 12월 31일까지

회사명: 대영약국 (단위: 천 원)

과목	제×기	제×기
	금액	금액
Ⅰ. 매출액		
1. 상품 매출(일반 매출)		
2. 조제 매출(면세 매출)		
Ⅱ. 매출원가		
1. 전문의약품 매입		
2. 일반의약품 매입		
Ⅲ. 매출총이익		
Ⅳ. 판매비와 일반관리비		
1. 급여		
2. 퇴직금		
3. 복리후생비		
4. 접대비		
5. 감가상각비		

6. 임대료		
7. 차량유지비		
Ⅴ. 영업이익		
1. 영업외수익		
2. 영업외비용		
Ⅵ. 소득세차감전순이익		
Ⅶ. 소득세비용		
Ⅷ. 당기순이익		

2) 약국의 매출 구성 내용

매출의 구성은 조제 매출(면세 매출), 일반약 매출(과세 매출), 한약 매출, 담배 매출, 화장품 매출, 기타 의료기기 매출 등이 있다.

상품 매출(일반의약품, 의료기기, 의약부외품 등)은 본인부담금이라 할 수 있고, 처방 없이 약국에서 직접 판매할 수 있는 제품을 말하며, 약국에서 판매금액을 종류별로 구분하여 약국사업자가 인터넷 판매의 경우 낮은 가격으로 판매하기 때문에 매우 낮은 부가율이 나올 수밖에 없다. 따라서 인터넷 판매는 인터넷 매출(코드: 523131)로 신고하는 것이 좋다. 이를 구분하지 않는다면 매출이 높은데 부가율을 적게 신고했다는 오해를 받을 수 있다.

임대료 수익은 약국을 운영하면서 임대업을 주업으로 하지 않은 사업자로 부동산을 임대하고 받은 임대료를 말한다.

매출액은 약국을 운영하면서 과세와 면세의 겸업사업으로 과세 매출과 면세 매출로 나눈다. 약국의 과세 매출은 처방전 없이 판매할 수 있는 것을 말하며, 고객에게 판매한 상품을 카드, 현금 등으로 결제받은 것을 매출로 잡는다. 면세 매출은 처방전이 있어야만 하는 조제 매출로 총약제비(약값+조제료)로 구성되어 있으며, 결제는 고객의 본인부담금과 공단청구분으로 구성되어 있다. 본인부담금은 소비자가 결제하며, 공단청구분은 건강보험공단에 청구하여 결제 입금받는 것을 말한다.

약국의 매출은 일반적으로 약사의 조제료로 매출을 잡는다고 생각하지만, 총약제비(약값+조제료)로 매출액을 잡아야 한다. 약국의 총약제비는 급여 매출이든 비급여 매출이든 조제청구프로그램을 통해 관리된다.

조제 매출은 약국에서 사용하는 청구프로그램의 총약제비금액뿐만 아니라 건강보험공단의 '금연치료 보조금', 비보험 등으로 구성되어 있다. 약국 조제 매출은 본인부담금과 공단청구액을 합한 금액이라 할 수 있다.

조제 매출의 구성 = 본인부담금 + 공단청구액 = 조제료 + 약가청구액

하지만 금연치료 보조금은 조제청구프로그램을 통해 청구하는 것이 아니라 건강보험공단의 누리집(홈페이지)을 통해서 직접 청구하며, 조제 매출신고 시 건강보험공단 누리집의 집계를 포함하여 신고하여야 한다.

조제 매출은 의사가 발행하는 처방전에 따라 전문의약품을 정확하게 조제하는 것을 말한다. 조제 매출은 급여 매출과 비급여 매출이 있다. 조제 매출은 부가가치세가 면세이며 약국에서 부가가치

세를 부담하지 않는다. 부가가치세를 신고할 때 조제 매출 중 급여 매출(보험 매출)은 건강보험공단에 매출 내역을 통보하고 금액을 청구한다. 건강보험공단에 청구한 금액은 세무서에서 조회 가능하여 매출신고 시 유의하여야 한다.

반면, 비급여 매출(비보험 조제 매출)은 예를 들어, 다이어트 조제, 비아그라 등 건강보험공단에 청구하여도 지급이 되지 않는 것으로 공단에 청구하지 않는다. 따라서 비급여 조제 매출 내역은 보험공단을 통하여 세무서에 자동으로 통보되지 않는다. 세무서에 통보되지 않는다고 축소신고하는 경우, 매입자료는 있고 실제 재고는 없다. 매출 근거(처방전)는 있고 매출액은 누락한다면 장부상의 재고가 늘어나게 되어 재고금액이 비정상적으로 될 수밖에 없어 세무서의 분석대상이 되어 소명을 요구받을 수 있다. 비급여 매출을 누락하거나 축소하는 일이 발생하지 않도록 유의하여야 한다.

3) POS시스템을 통한 매출관리와 세무신고 유의사항

POS시스템을 사용하는 경우에는 POS시스템에 있는 매출로 신고를 하여야 한다. POS시스템을 사용하면서 매출신고 시 시스템과 다르게 신고하여 문제가 될 때는 가산세 등을 포함한 추징세금을 부담하게 된다.

정상적으로 신고한다면 부가가치세 10% 매출에서 관련 비용을 제외한 금액에 소득세율만큼 소득세를 납부하면 된다. 하지만 매출 누락은 추후 많은 세금을 부담하게 된다. 일반적으로 부당신고

불성실가산세 40%와 납부불성실가산세 등으로 인하여 더 많은 세금을 부담하게 된다. 또한 POS시스템의 데이터를 삭제하거나 클라우드로 저장을 하는 경우 추후 세무적 문제를 관리하기 위하여 사전에 조처하기도 한다. 하지만 이는 전혀 의미 없는 행동이다. 의도적으로 자료를 삭제하면 오히려 「조세범 처벌법」에 따라 가중 처벌될 수 있다.

최근 POS시스템 데이터를 약국이 아닌 클라우드나 웹 사업자 서버에 저장하는 경우가 있는데, 국세청에서 클라우드 업체나 웹 사업자에게 자료를 요청하면 현실적으로 자료제공을 거부할 수 없으므로 POS시스템 데이터는 그대로 노출될 수밖에 없다.

POS시스템 데이터를 삭제하더라도 국세청이 복원에 어려움이 없으며, 서버를 교체하지 않는 이상 삭제하는 것은 의미가 없다. 또한 서버를 교체하는 것도 현실적으로 장애물이 많다. 기존의 데이터(고객관리, 의약품목 재고 등)를 모두 새로 입력해야 하고, 주기적으로 관리해야 하기 때문에 현실적인 문제가 있다. 그리고 POS시스템 데이터를 삭제해도 자료 복원기술이 뛰어나기 때문에 대부분 복구가 가능하다.

특히 대형약국, 문전약국 등과 전통시장 앞에 있는 일반약 판매가 많은 약국의 경우에 POS시스템을 사용하는 경우 언제든지 세무조사를 염두에 두고, 회계사무실과 협의관리하여 POS시스템 데이터에 의한 매출신고를 하여야 한다. 그렇게 하지 않으면 추후 불이익이 발생한다.

4) 매출원가

약국은 의약품 매입 당시에 전문의약품과 일반의약품을 구매하는데, 전문의약품은 부가가치세를 포함하여 매입으로 잡고, 일반의약품은 부가가치세를 포함하지 않는다. 매출원가의 구성은 다음과 같다.

매출원가=기초 의약품 매입재고액+당기 의약품 매입액−기말 의약품 재고액

조제 매출의 원가는 전문의약품 약값이 책정되어 있으며, 해당되는 약가 원가를 적용하여야 하고, 조제약값은 공단에 청구되는 약값이 조제약의 매출원가이며, 일반매약 원가는 품목별로 다를 수 있으나 평균원가로 적용한다.

매출총이익은 매출액에서 매출원가를 차감한 것으로 의약품의 조제 및 판매 매출에서 판매비와 일반관리비 적용 전 실질적 이익을 말한다. 즉 매출총이익은 약국의 판매이익을 파악할 수 있어 매우 중요하다. 다만 매출원가에서 도난분실 및 손상 등 조제분쇄과정에서 소실된 원가 등을 파악하고 재고에 반영하며, 실제 재고의 조사를 통하여 파악할 수 있어야 한다.

약국의 재고자산은 매출원가 산정의 기초자료가 되고 의약품, 의약외품, 건강기능식품, 화장품 등의 재고를 말하며, 재고자산 산정은 매우 중요하다 할 수 있다.

약국에서 조제약의 경우 조제청구프로그램을 통해 약값의 원가(사용원가)가 표기되어 원가를 도출할 수 있으며, 재고관리가 용이

하다. 그리고 일반의약품을 POS시스템을 사용하는 경우 원가 및 재고관리를 할 수 있으나, POS시스템을 사용하지 않는 보편적인 약국들은 일반의약품관리에서 원가도출을 평균으로 산출할 수밖에 없어 재고관리가 힘들다.

약국의 세무신고에서 재고관리는 약국의 실제 재고와 다르게 신고가 이루어지는 경우가 많다. 실제 재고원가와 신고원가가 일치해야 하지만 현실적으로 힘든 상황으로 최대한 일치하도록 노력하여야 한다.

약국의 의약품관리에 있어 유통기한이 지난 폐기의약품은 객관적으로 증명할 수 있는 입증자료(폐기처분 품목, 처분수량, 처분가액 등)를 정확하게 기재하여야 하며, 폐기의약품은 사진이나 동영상 등을 통하여 증빙자료를 남겨두어야 한다.

그리고 신규 개설한 약국이 사업포괄양도양수로 이루어지는 경우 세금계산서를 발행하지 않고 계약서만을 주고받게 된다. 세법상으로 약국을 양도하는 약사는 재고 약에 대하여 약국을 양수하는 약사에게 양도가액에 대한 부가가치세를 받고 세금계산서를 발행하여 부가가치세를 신고 · 납부하여야 하며, 양수하는 약사는 수취한 세금계산서로 지급한 부가가치세에 대하여 매입세액을 공제받을 수 있다.

하지만 사업포괄양수도계약서의 작성을 통하여 양도 · 양수하는 경우, 양도 · 양수 약국 간에는 이러한 세금계산서 수수를 생략할 수 있다. 이러한 계약서에 첨부된 약국 재고 인수가액과 재고명세서는 약국의 중요한 재고자산 매입이 될 수 있다. 하지만 세금계산서 없이 거래가 이루어지다 보니 막상 세무신고할 때 누락할 수 있음에 유의하여야 한다.

5) 판매비와 일반관리비

판매비는 판매하는 데 사용되는 비용으로 약국 영업을 하는 데 있어서 약품값을 제외하고 주로 발생하는 비용이다. 직원의 급여, 상여금, 차량유지비, 퇴직금, 복리후생비, 접대비, 광고비, 임대료, 포장비, 감가상각비, 통신비 등 다양한 항목을 포함한다.

영업이익은 매출총이익에서 판매관리비를 차감한 것으로 약국의 가치를 판단할 수 있는 중요한 지표라고 할 수 있다. 이는 앞으로 계속적으로 약국 평가기준이 되며, 영업이익의 높고 낮음에 따라 약국의 가치가 높거나 낮은 것을 평가하는 기준이 된다.

영업외수입과 영업외비용은 영업 및 판매활동과 관계없는 것으로 영업외수익은 은행에서 발생하는 이자수익과 카드포인트 등의 장려금 등을 말한다. 유형자산 처분이익은 유형자산을 처분할 때 처분가액이 처분 전 장부가액보다 클 경우 그 차액을 수익으로 인식한 금액을 말한다. 예를 들면, 약국에서 사용하던 차량을 판매하는 경우 장부가액보다 처분가액이 큰 경우에 이익으로 인식한 금액을 말한다. 영업외비용은 대출 등에 따른 이자비용을 말한다.

또한 이자소득은 별도 과세하고 있으며, 다른 금융소득이 2,000만 원을 넘지 않는 한 별도로 소득세 신고를 하지 않아도 된다. 이는 이미 이자소득을 은행 등으로부터 받을 당시에 세금을 냈기 때문이다. 만약 2,000만 원이 넘는다면 이자소득을 사업소득에 합산하여 신고해야 한다. 이를 금융소득 종합과세라 한다.

당기순이익은 최종의 이익으로 소득세 차감 전 이익은 종합소득세 차감 전의 이익을 말하고, 당기순이익은 소득세 차감 전 이익에서 종합소득세와 지방소득세를 차감한 후의 소득을 말한다.

16 약국 비용계정과목

비용계정과목이란 약국 운영에 필요한 비용을 말하며, 계정과목이라 함은 비용의 처리 내용을 명확하게 하기 위하여 비슷한 성격의 경비를 정리해 놓은 것이라 할 수 있다. 대표적인 약국의 비용계정과목은 다음과 같다.

1) 급여

약국 직원에게 지불하는 급여, 상여, 각종 수당 등을 말한다. 급여 및 각종 수당 지급 시, 2021년 11월 19일부터 사용자는 임금명세서(별지 제17호의2 서식)를 교부하고 최저임금에 위배되는 경우가 있을 수 있으므로 특히 주의해야 한다.[04]

04 임금명세서 교부를 의무화하는 내용으로 「근로기준법」이 개정(2021. 5. 18. 공포) 되어 11월 19일부터 시행되었다. 임금명세서 교부의무를 위반한 사용자에게는 「근로기준법」 제116조에 따라 500만 원 이하의 과태료가 부과된다.

2) 퇴직금

약국 직원이 1년 이상 근무하는 경우 「근로자퇴직급여 보장법」에 따라 퇴직금을 지급해야 하므로 퇴직금은 비용으로 인정된다. 「근로자퇴직급여 보장법」 제8조 제1항은 계속근로기간 1년에 대하여 30일분 이상의 평균임금을 퇴직금으로 하여 퇴직근로자에게 지급하도록 하고 있는데, 이의 계산식은 다음과 같다.

퇴직금 = 평균임금 × 30일 × 총계속근로기간 ÷ 365

약국 직원의 퇴직금을 지급한 달의 다음 달 10일까지 퇴직소득세를 계산하고 그 금액을 원천징수하여 신고 · 납부하여야 한다. 직원이 퇴직하는 때에는 퇴사일로부터 14일 이내에 퇴직금을 지급하여야 한다. 이런 규정에 따라서 지급하는 퇴직금은 지급하는 시점에 퇴직급여라는 항목으로 비용처리하게 된다.

관례적으로 퇴직금을 월급에 포함해서 지급하는 경우 퇴직금을 월급에 포함하기로 한 것을 퇴직금 분할약정이라고 한다. 하지만 이러한 퇴직금 분할약정은 원천적으로 무효이며, 분할약정을 통하여 지급하였다 하더라도 근로자가 다시 퇴직금 지급을 청구할 수 있다. 따라서 퇴직금 분할약정은 약국에서 약정하지 않는 것이 좋다.

또한 퇴직금의 중간정산을 많이 이용하였으나 법으로 금지하고 있다. 다만 예외적으로 중간정산을 허용하는 경우가 있다.[05]

05 퇴직금 중간정산 허용범위

3) 퇴직연금

모든 약국 사업장은 5인 미만 여부와 관계없이 1년 이상 근속하고 퇴직하는 직원에 대하여 법에서 정한 퇴직금을 지급하여야 한다. 1년 이상 근무자 중 「근로자퇴직급여 보장법」 제4조에 따르면 4주간 평균하여 1주간의 소정근로시간이 15시간 미만인 근로자에게는 퇴직금을 지급하지 않아도 된다.

퇴직연금제도란 근로자의 노후생활을 보장하기 위하여 회사가 근로자에게 지급해야 할 퇴직급여(퇴직금)를 회사가 아닌 금융회사에 맡기고 기업 또는 근로자의 지시에 따라 운용하여 근로자가 퇴직 시 일시금 또는 연금으로 지급하는 제도를 말한다.

퇴직연금제도에는 확정급여형과 확정기여형의 두 가지가 있다. 확정급여형(DB형)은 근로자가 받을 퇴직급여는 확정되어 있으며 적립금의 운용은 약국이 직접 하므로 운영에 관한 책임은 약국이 부담하여, 일반적인 퇴직금제도와 유사하다 할 수 있다.

확정기여형(DC형)은 근로자별 연간 임금총액의 1/12 이상을 근로자의 퇴직연금계좌에 적립하면 근로자가 직접 어디에 투자할 것인지를 정해서 투자 · 운용하고 퇴직할 때 운용하던 적립금을 퇴직급여로 받아가는 제도를 말한다. 즉 직원이 운용에 대한 책임을 지

---

① 무주택자인 근로자가 본인 명의로 주택을 구매하는 경우
② 무주택자인 근로자가 주거목적으로 전세금 또는 보증금을 부담하는 경우
③ 본인, 배우자 또는 부양가족의 질병, 부상으로 6개월 이상 요양하는 경우
④ 최근 5년 이내 파산선고를 받거나 개인회생절차 개시 결정을 받은 경우
⑤ 임금피크제를 시행하여 임금이 줄어드는 경우
⑥ 태풍, 홍수 등 천재지변으로 고용노동부 장관이 정한 사유와 요건에 해당하는 경우

는 것이다.

확정기여형(DC형)이 약국의 퇴직금 부담을 줄여줄 수 있는 현행의 중간정산제도와 유사하다. 확정기여형은 직원이 갑자기 퇴사함으로 인하여 많은 금액을 일시에 지급하여야 하는 부담감을 덜 수 있고, 퇴직금에 관련된 비용도 조기에 경비로 인정받을 수 있어 유용한 제도이다. 따라서 약국과 같은 소규모 사업장에서 많이 이용되는 제도이다.

4) 잡급

일용직 및 아르바이트 등 단시간 근로자에게 지불하는 급여를 말한다.

5) 복리후생비

약국의 복리후생비는 직원의 복지와 업무효율을 위하여 들어가는 비용으로 직원 식대 및 차량보조금, 직원 단합대회, 약국 직원 가운비, 직원 회식비, 직원 경조사비, 음료수 구입비, 약국부담 건강보험료, 국민연금 회사부담금 등을 말한다.

(1) 직원 식대

약국에서 직원 식대를 지급하는 방식은 두 가지가 있다. 하나는 급여에 포함하여 지급하는 경우로 월 10만 원까지 비과세되며, 10만 원 이상의 금액은 근로소득 과세가 된다. 다른 하나는 실제 음식을 제공하는 방식으로 약국에서 직접 식사를 마련하거나 식사비용에 대한 영수증을 받고 실비로 정산하는 방식이다.

식당에서 월단위로 식대를 합산하여 결제하는 경우에는 총금액을 카드로 결제하거나 총금액을 송금하고 세금계산서를 받아야 한다. 영수증의 거래금액을 기준으로 건당 3만 원 미만의 경우 간이영수증도 가능하지만, 건당 3만 원을 초과할 때는 반드시 신용카드 및 현금영수증을 사용하여야 가산세부과를 면할 수 있다. 급여에 식대를 포함하여 지급하기도 하면서 동시에 별도로 음식을 제공하는 경우 중복하여 처리하지 않도록 유의하여야 한다.

최저급여계산 시 식대는 제외하고 있다. 식대를 제외한 금액이 최저임금에 위배되지 않는지를 검토하여야 한다. 기존의 관행은 식대가 비과세이기 때문에 무조건 유리하다는 생각에 비과세로 신고하는 것이었다면, 이제는 식대를 비과세로 신고함으로써 최저임금의 해당 여부까지도 생각하여야 한다.

또한 최저임금과 관련된 사항 및 「근로기준법」에 의거 직원들에게 최저임금을 지급하여야 하는 등 관련 법에서 벗어날 수 없다. 최저임금은 5인 미만의 약국도 반드시 지켜야 하는 법이기 때문이다. 특히 약국 전산 직원의 급여신고 시 최저급여에 해당되는지 반드시 검토하여야 한다. 이러한 검토과정에서 관행적으로 식대는 비과세되기 때문에 별도로 구분하여 신고하는 경우가 많아 유의하여야 한다.

(2) 건강보험료, 국민연금, 고용보험료

약국의 건강보험료와 국민연금, 고용보험료 부담에 대하여 살펴보면 다음과 같다.

구분	약국부담분	직원부담분	대표 약사 본인부담분
국민연금	복리후생비	예수금	소득공제
건강보험	복리후생비	예수금	복리후생비
산재보험	보험료	납부 없음	납부 없음
고용보험	보험료	예수금	납부 없음

약국이 부담하는 건강보험료와 고용보험료는 세무상 복리후생비에 해당하기 때문에 법정지출증빙 수취대상도 아니며, 납부고지서를 보관하면 경비로 인정된다.

건강보험료와 고용보험료는 약국이 부담하는 비용을 복리후생비 및 보험료로 처리하며, 직원이 부담하는 비용 부분은 급여에 포함되어 비용처리가 인정되지 않는다.

약국의 약국부담분 경비처리의 경우 약국에서 부담하는 4대보험이 각각 어떤 형태로 비용처리되는지를 확인해두는 것이 좋다. 복리후생비, 보험료, 세금과 공과, 예수금 등 4대보험의 종류 및 납부형태에 따라 경비처리항목이 달라지며, 국민연금은 소득공제의 형태를 통해서 경비처리가 되기도 한다.

국민연금은 대표 약사 본인에 대한 부분은 소득공제의 형태로 세금효과를 누릴 수 있다. 약국이 세무신고를 할 때 손익계산서가 아닌 종합소득세신고서의 소득공제용으로 반영된다.

약국이 직원급여를 지급할 때 약국이 직원부담분을 대신 부담하는 국민연금은 직원과 관련하여 지출하기 때문에 복리후생비로 처리하지만, 실질적으로는 약국에서 4대보험을 대신 납부할 때는 약국 직원에게 실제 지급하는 금액보다 높게 급여신고하고 약국부담부분을 약국의 경비로 처리할 수 있다. 약국에서 처리하지만 차후 세금 관련 검토사항(세무조사)에서는 근로자 본인의 급여로 추가 납부하게 되는 경우가 발생한다.

약국의 건강보험료는 복리후생비 성격으로서 비용처리된다. 산재보험과 고용보험료를 납부하는 경우, 보험료의 계정과목을 사용하여 비용처리하며 약국과 직원의 부담분에 따라 비용처리를 인정받아야 한다.

(3) 선물비용

직원에게 제공하는 선물비용(명절, 경조사비, 생일)은 복리후생비에 해당하며, 기타 이와 유사한 경우 직원에게 지급하는 선물용품은 복리후생비가 아니라 직원의 급여, 즉 근로소득에 해당한다. 약국에서 직원에게 선물 등을 하는 경우 매달 급여신고할 때 이를 고려하여 신고하는 것이 좋다.

약국에서 판매하는 의약품을 직원에게 선물 등으로 지급하는 경우 개인적 공급에 해당하여 부가가치세가 과세되어 부가가치세를 내야 한다.

(4) 피복비, 기타 행사비 등

약국에 근무하는 직원에게 가운(gown)을 공급하는 경우 구매 시에 세금계산서나 카드 등 법정 지출증빙서류를 수취하여야 한다.

약국에서 주관하여 개최하는 체육대회, 등반대회, 야유회, 회식 등의 경비는 세금계산서나 카드 등 법정 지출증빙서류를 수취하여야 한다. 이러한 경비는 큰 금액이 지출되기도 하고, 식당 등에서 지출되는 경우가 많으므로 가사 관련 경비로 과세관청으로부터 오해를 받을 수 있다. 실제로 향후 가사 관련 경비라고 과세관청에서 주장하면 행사 관련 비용임을 소명하여야 한다.

이를 대비하여 행사 관련된 내용을 입증할 수 있는 증빙 등을 추가로 준비해두는 것이 좋다. 행사 일정이나 일자 및 장소 및 참가자의 확인서, 사진 등을 구체적으로 준비하는 것이 좋다.

(5) 경조사비

경조사비는 직원에 대한 경조사비로 약국의 지급능력, 직원의 지위나 역할 등을 종합하여 판단하고, 사회 통념상 타당한 범위까지 비용으로 인정된다.

경조사는 일반적으로 직원의 결혼, 부모님의 환갑 및 칠순, 부모님이나 배우자의 사망 등이 사회 통념상 인정되는 경조사로 볼 수 있다. 생일이나 기념일, 출산 축하금 등은 경조사비 범위에 포함되지 않는다. 경조사비에 포함되는 경우 직원의 급여에 포함되지 않고 경비로 인정받게 된다. 따라서 청첩장이나 부고장을 증빙으로 보관하여야 한다. 그리고 직원이 아닌 거래처에 대한 경조사비는 접대비로 분류되고, 접대목적의 경조사비의 경우 20만 원까지 인정된다.

6) 접대비

접대비는 약국 업무와 관련한 고객 등에게 사용하는 비용을 말하며, 병원 선물비, 거래처 경조사비, 거래처 접대비(식사, 음료 등) 등을 말한다. 또한 기밀비, 사례금 또는 이와 유사한 성질의 비용으로서 사업자가 업무상 고객과 원활한 거래유지를 위해 지출하는 비용도 접대비에 포함된다. 이는 사업에 따른 거래유지와 관계를 위해 불가피하게 발생할 수 있는 것이므로 세법에서 비용으로 처리하고 있다.

접대비의 업무상 발생한 지출이기 때문에 비용으로 인정되는 것이 맞지만, 소비성 지출이기 때문에 무제한으로 인정하지 않고 일정 한도 내의 금액만 비용으로 인정해주고 있다.

약국은 중소기업에 해당되어 기본한도를 3,600만 원으로 보고, 매출에 따라 비례하여 추가로 인정받을 수 있다. 매출액이 100억 원을 넘지 않는 약국의 경우 접대비 한도액은 다음과 같이 계산할 수 있다.

$$\text{접대비 한도} = 3{,}600\text{만 원} + \text{매출} \times 30 \div 10{,}000$$

위의 금액은 접대비 지출이 많은 업종을 대상으로 한 것으로, 접대비가 이보다 적은 경우에도 무조건 인정해주는 것은 아니다. 약국은 대표적으로 접대비가 많이 발행하지 않는 업종으로, 제약회사나 의약품도매상 등으로부터 접대를 받는 경우가 많아 위 금액을 인정받으려고 한다면 세무서의 해명을 요구받을 수 있으므로 한도 내의 금액에서 실제 발생한 접대비를 경비로 처리하는 것이 좋다.

약국에서 지출하는 경조사비는 단골이나 인근 병원 등 사업상 관계 때문에 지출되는 것이면, 접대비로 보아 비용으로 처리할 수 있다. 접대비는 보통 3만 원을 넘어가면 지출증빙을 제출해야 인정받을 수 있으며, 그 성격이 경조사비면 청첩장, 초대장, 부고장 등을 증빙으로 건당 20만 원 이하로 인정받을 수 있다.

최근에는 청첩장이나 부고장 대신에 SNS, 문자 등으로 받는 경우가 많다. 해당 SNS, 문자 등을 캡처한 후 인쇄를 해둔다면 경비처리가 가능하다.

7) 여비교통비

각종 세미나 여비, 출장비, 주차비, 고속도로 통행료 등 출장이나 외근 시 지출하는 비용을 말한다.

8) 세금과 공과

세금, 공과금 등 국가와 지방자치단체 등에 내는 비용을 말한다. 인지세, 등록면허세, 적십자비 등이 있다.

9) 통신비

우편요금, 핸드폰요금, 인터넷 사용료, 전자처방전송료 등 주로 우체국이나 통신사에 지불하는 금액을 말한다.

10) 수도광열비

전기요금, 수도요금, 가스요금, 난방용 연료비 등의 사용료를 말한다.

11) 감가상각비

감가상각이란 장기적으로 영업활동에 사용하는 자산에 대하여는 구매시점에 한꺼번에 비용으로 처리하지 않고, 감가상각의 과정을 통하여 비용을 분할해서 인식한다. 이렇게 자산 사용기간에 따라 배분한 비용을 감가상각비라고 한다.

약국의 경제적인 자산인 건물, 인테리어시설 등 고정자산의 대부분은 해를 나누어 비용처리한다. 고정자산의 자본가치가 점점 소모되므로 그 소모되는 가치는 그에 해당하는 부분만큼 매 영업연도의 비용으로 계상하려는 것이다. 이처럼 고정자산에 투하된 자본가치를 일정 내용연수 내에 비용처리하는 회계절차를 감가상각이라고 한다

약국의 감가상각대상금액을 그 자산의 사용기간에 걸쳐 체계적으로 배분하는 것을 말한다. 약국의 '조제자동화기계(ATC)'는 구입한 시점에 모두 비용으로 처리하지 않고, 내용연수(일정 기간으로

나누어 비용으로 처리)에 걸쳐 약국사업자는 조제자동화기계에 대한 감가상각비를 인식하게 된다.

취득한 자산을 매년(정확히는 매월) 같은 금액의 감가상각비로 처리하는 방식을 정액법이라고 하고, 감가 총액을 각 연도에 균등하게 배당하는 방법으로 계산이 간편한 장점이 있다.

유형자산(=고정자산) 잔액에 매월 일정한 비율을 곱해서 감가상각비를 계산하는 방식을 정률법이라 하는데, 유형자산 잔액이 체감되어 있어 빠른 기간에 감가상각비가 많이 발생하고, 남은 내용연수가 작아질수록 감가상각비가 하락한다. 고정자산의 잔존가액에 일정률을 곱하여 산출되는데, 정액법보다 초반에 많은 감가상각을 할 수 있다는 장점이 있다.

감가상각비는 고정자산(건물, 인테리어, 조제용 기계, 차량 등)의 경제적 가치 감소분을 반영하는 비용을 말한다.[06] 또한 업종별로 다르다. 약국은 5년을 감가상각한다면 1년에 1,000만 원씩 감가상각비로 비용을 처리하여 5년 후 인테리어의 장부가치는 0이 되는 것이다.

예외적으로 약국의 모든 자산이 감가상각 적용하지 않는 경우가 있다. 약국 건물의 경우 건물매매 시 양도세와 소득세를 비교하여 제외하는 경우 중소기업 감면적용으로 건물 감각 의제로 처리되어

---

06 ① 완성된 건물의 경우 보통 20~40년에 걸쳐서 정액법으로 감가상각된다.
② 조제기계, 인테리어, 비품 등의 경우는 4~6년 동안 정액법과 정률법 중 하나를 선택하여 감가상각이 가능하다.
③ 차량의 경우 5년 정액법으로 감가상각되며, 영업권(권리금)의 경우도 마찬가지로 5년 정액법으로 감가상각된다.

비용처리가 불가능할 수 있다.

12) 소모품비

약국의 각종 소액 물품 및 분리하기 힘든 구입비용을 말한다. 종이컵, 휴지, 물티슈, 복사비 등 사무용품이나 형광등, 청소소모품, 약포지, 약봉투, 라벨지, 약분쇄기, 투약병 등을 말한다.

13) 임차료

약국 부동산 임차 관련 비용, 장비임차료, 복사기임차료 등과 같이 타인의 것을 빌려 쓴 대가로 지불하는 금액을 말한다.

14) 광고선전비

현수막, 카탈로그, 옥외광고판, 인터넷 광고비 등 불특정 다수인에게 약국 광고활동을 위해 사용하는 비용을 말한다. 광고선전비는 접대비와 동일하게 사업을 위해 지출하지만 불특정한 여러 사람에게 지급하는 경비이다.

15) 차량유지비

약국의 차량유지 관련 경비를 의미하며, 주유비, 주차료, 수리비, 자동차보험, 자동차세 등이 있다.

(1) 차량의 구매비, 주유비, 수리비 등

차량의 구매비, 주유비, 수리비 등 모두 경비처리대상이다. 약국에서 차량이 필요한지 또는 과도한 금액의 차량이 필요한지, 유류비의 인정범위와 약국 사업용과 사적 이용을 어떻게 구분할 수 있는지에 대한 논란이 있으며, 소득이 많이 발생하는 경우 고가의 차량을 구매하거나 리스나 할부 등을 활용하고 있다. 이런 경우 리스가 유리한지, 할부가 유리한지 등에 대하여 약국에서 검토해야 한다.

특히 약국은 한계세율이 높다. 예를 들어, 소득세율이 35%(지방소득세 포함 38.5%)를 적용받게 된다면, 1,000만 원의 경우 385만 원의 세금을 줄일 수 있으므로 관심을 가져야 한다.

(2) 차량 구입 및 관련 경비 보완서류(작성서식)

약국의 차량 관련 경비는 업무용 차량운행일지를 작성하여야 하며, 연간 800만 원까지 인정된다.[07] 매년 800만 원까지 경비로 인정하고, 800만 원 한도를 초과하는 금액은 다음 연도로 이월해서

07 2017년부터 세법개정으로 차량 관련 비용인정이 제한받게 되었다. 요약하면 다음과 같다.

① 차량운행일지를 작성하지 않는 경우 업무용 차량에 대한 감가상각비처리를 매년 800만 원 한도까지만 인정한다.

② 차량운행일지를 작성하지 않는 경우 업무용 차량과 관련하여 감가상각비 등 모든 비용을 포함하여 총 1,500만 원까지만 경비로 인정한다.

③ 개인사업자는 현재 전용보험 가입의무가 없었으나 2021년부터 성실확인신고대상자, 변호사나 의사 등 전문직 종사자의 경우 업무전용 자동차보험에 의무적으로 가입해야 한다. 1대의 경우는 제외되며, 미가입 시는 관련 비용의 50%만 필요경비로 인정된다.

공제받을 수 있다.

약국에서 업무용 차량을 1억 원에 구매하는 경우 매년 800만 원에 해당하는 감가상각비를 인정받는다면(감가상각비 계산방법은 1억 원/800만 원) 총 12.5년에 나누어 경비로 인정받을 수 있다.

고가의 차량이 약국 업무용으로 인정되지 않는다면 비용처리 자체가 되지 않을 수 있다.

16) 도서인쇄비

도서구입비, 고무인 및 도장제작비, 명함제작비 등에 사용하는 비용을 말한다.

17) 교육훈련비

회원 연수비용, 새로운 교육, 한방교육 등 약국 업무와 관련한 비용을 말한다.

18) 협회비

약사회 협회비 등 관련 비용을 말한다.

19) 지급수수료

은행 송금수수료, 부동산중개료, 각종 제증명발급수수료, 법률자문수수료, 회계자문수수료, 조제기계 리스료, 기타 리스나 렌트비용 등과 같이 외부 용역 제공 관련 비용을 말한다.

20) 이자비용

은행 대출금이자, 연체이자 등과 같이 대출이자비용을 말한다.

21) 수선비

비품수선비, 유지보수료 등과 같이 약국에서 가지고 있는 물품을 수리하는 비용을 말한다.

22) 건물관리비

건물보수비, 건물청소비, 건물소독비 등을 말한다.

23) 보험료

약국 화재보험, 약화사고보험, 산재보험, 보증보험, 고용보험 등의 보험료를 말한다.

24) 기부금

법정기부금, 정치자금, 지정기부금, 종교단체기부금, 불우이웃돕기성금, 장학재단기부금, 현물기부금 등을 말한다.

기부금은 사업과 무관하게 지출하는 경비를 말하며, 사업과 관련하여 기존 거래처 또는 특정인에게 제공하는 것이다. 약국의 기부금은 약국 업무과 관련이 없어도 약국의 경비로 처리될 수 있다. 국가 등에 지출하는 기부금 또는 공익성 기부금 등 그 성격에 따라 비용으로 처리되기도 하고 세액공제대상이 되기도 한다.

기부금은 기부처나 기부 내용에 따라 법정기부금, 지정기부금, 비지정기부금으로 분류된다. 세법에서는 법정기부금이나 지정기부금에 해당하는 경우에는 비용으로 처리할 수 있도록 기부금을 지정해놓았다. 하지만 이러한 기부금에 해당하지 않는 비지정기부금의 경우에는 세무상 비용으로 처리할 수 없다.

기부금은 일정한 한도 내에서 비용으로 처리될 수 있다.[08] 기부금의 공제 순서와 공제 한도는 그 종류에 따라 법정기부금, 지정기부금, 정치자금기부금, 종교단체지정기부금으로 유형을 구분한다고 했는데, 이는 유형에 따라 기부금 공제 한도가 다르기 때문이다.

기부금의 이월공제는 해당 연도 비용으로 인정받지 못하더라도 향후 10년의 기간 내에는 비용처리가 가능하다. 약국사업자가 기부금의 필요경비 산입한도액을 초과하여 필요경비에 포함하지 아

---

08 기부금의 공제 한도

① 법정기부금과 정치자금기부금의 필요경비 한도

(해당 과세기간의 소득금액*−이월결손금)×100%

* 해당 과세기간의 소득금액이란 기부금을 경비에 반영하기 전 소득금액을 말한다.

② 지정기부금의 필요경비 한도

- 종교단체에 기부한 금액이 있는 경우

  (해당 과세기간의 소득금액−기부금 등 합계액*)×10%+min[해당 과세 기간의 소득금액−기부금 등 합계액)×20%, 종교단체 외 기부금]

- 종교단체에 기부한 금액이 없는 경우

  (해당 과세기간의 소득금액 − 기부금 등의 합계)×0.3

  * 기부금 등의 합계는 이월결손금, 정치자금기부금, 법정기부금의 합계액을 말하며, 공제 시에는 이월결손금, 정치자금기부금, 법정기부금의 순서로 공제한다.

니한 금액은 해당 과세기간의 다음 과세기간 개시일부터 10년 이내에 끝나는 각 과세기간에 이월하여 필요경비에 포함할 수 있다.

이월공제대상기부금과 해당 과세기간에 지출한 기부금이 함께 있는 경우 해당 과세기간에 지출한 기부금을 우선하여 필요경비에 포함한다.

25) 잡비

폐기물비용, 오물수거료, 방범비 등 특별히 정해진 계정과목이 없고 그 금액이 중요하지 않은 경우 처리하는 비용을 말한다.

26) 잡손실

교통범칙금, 벌과금, 과태료 등 정상적 영업활동과 관계가 없고 일시 우발적 활동에서 발생하는 비용을 말한다.

Appendix

부록

1 노동관계법 점검사항(변경사항 유의)

구분	내용	관계법령	법규 및 처벌 내용
근로계약서 (전 사업장)	근로계약 체결 시 법령에 정하여진 모든 근로조건을 명시하며, 임금의 구성항목, 계산방법, 지급방법, 소정근로시간, 휴일 및 연차휴가는 서면으로 명시한다. 제2항 교부의무 위반 동일	근로기준법 제17조	근로기준법 제114조, 500만 원 이하 벌금(비고: 기간제 즉시 부과)
취업규칙 (10인 이상)	취업규칙을 작성, 관할 지방노동관서에 신고한다.	근로기준법 제93조	근로기준법 제116조, 500만 원 이하 과태료
취업규칙 (10인 이상)	근로기준법령의 주요 내용과 취업규칙을 근로자가 자유롭게 열람할 수 있는 장소에 항상 게시하거나 갖추어두어 근로자에게 널리 알린다.	근로기준법 제14조	근로기준법 제116조, 500만 원 이하 과태료
근로자명부 (전 사업장)	근로자명부를 작성하여 보존하고 내용이 변경된 경우 지체 없이 정정한다(성명, 성별, 생년월일, 주소, 이력, 업무, 고용 및 갱신 연월일, 해고, 퇴직 또는 사망한 경우 연월일 및 사유 기재).	근로기준법 제41조	근로기준법 제116조, 500만 원 이하 과태료
여성근로자 합의 (5인 이상)	18세 이상 여성근로자를 야간(오후 10시부터 오전 6시) 또는 휴일에 근로시키는 경우에는 그 근로자의 동의를 받는다.	근로기준법 제70조 제1항	근로기준법 제110조, 2년 이하의 징역 또는 2,000만 원 이하의 벌금

연장, 야간, 휴일근로 (5인 이상)	연장, 야간, 휴일근로(8시간 이내)에 대하여는 통상임금의 100분의 50을 가산하여 지급한다(8시간 초과 휴일근로: 통상임금의 100분의 100).	근로기준법 제56조	근로기준법 제109조, 3년 이하의 징역 또는 3,000만 원 이하의 벌금
주휴일 (유급) (전 사업장)	1주 동안 소정근로일을 개근한 근로자에게 1주일에 평균 1회 이상 유급휴일을 보장하여야 한다. 일용근로자에게도 적용된다.	근로기준법 제55조 제1항	근로기준법 제110조, 2년 이하의 징역 또는 2,000만 원 이하 벌금
연차휴가 (유급) (5인 이상)	1년간 80퍼센트 이상 출근한 근로자에게 15일의 유급휴가를 주고 계속근로연수 매 2년에 대해 1일을 가산한다(미사용휴가에 대한 보상).	근로기준법 제60조	근로기준법 제110조, 2년 이하의 징역 또는 2,000만 원 이하 벌금
퇴직급여 (전 사업장)	사용자는 근로자가 퇴직한 경우에는 그 지급 사유가 발생한 날부터 14일 이내에 퇴직금을 지급하여야 한다.	근로자퇴직급여보장법 제9조	근로자퇴직급여보장법 제44조, 3년 이하의 징역 또는 3,000만 원 이하 벌금
최저임금 (전 사업장)	근로자에게 최저임금 이상을 지급하여야 한다(최저시급: 2021년도 8,720원/2022년도 9,160원). 감시, 단속적 근로자 100%, 수습 근로자 90%(1년 이상 계약)	최저임금법 제6조	최저임금법 제28조, 3년 이하의 징역 또는 2,000만 원 이하 벌금
성희롱 예방교육 (전 사업장)	직장 내 성희롱을 예방하고 근로자가 안전한 근로환경에서 일할 수 있는 여건을 조성하기 위하여 직장 내 성희롱의 예방을 위한 교육을 매년 실시하여야 한다.	남녀고용평등과 일 · 가정 양립에 관한 법률 제13조, 시행령 제3조	남녀고용평등과 일 · 가정 양립에 관한 법률 제39조, 500만 원 이하 과태료

직장 내 괴롭힘의 금지 (5인 이상)	사용자 또는 근로자는 직장에서의 지위 또는 관계 등의 우위를 이용하여 업무상 적정범위를 넘어 다른 근로자에게 신체적 · 정신적 고통을 주거나 근무환경을 악화시키는 행위(이하 '직장 내 괴롭힘'이라 한다)를 하여서는 아니 된다.	근로기준법 제76조의 2, 3	근로기준법 제116조, 직장 내 괴롭힘(76조의 2)을 한 경우에는 1,000만 원 이하 과태료, 객관적 조사 실시하지 않을 경우 500만 원 이하 과태료

2 약사 업무에 유용한 사이트

- 건강보험심사평가원: https://www.hira.or.kr
  해당 약국 약사 근무 조회 가능, 개설 약국 검색 가능
- 한국의약품안전관리원 안전정보공개: https://open.drugsafe.or.kr
  의약품 이상 사례 보고 및 조회
- 질병분류기호: https://www.kcdcode.kr
  한국표준질병사인분류 코드 및 질병명 검색
- 임산부약물정보센터: http://www.mothersafe.or.kr
  마더세이프 상담실, 커뮤니티, 약물정보 등 조회
- 의약품식별표시(식품의약품안전처 & 약학정보원): http://www.pharm.or.kr

의약품 식별정보

- 대한동물약국협회: https://anipharm.net
  동물약국 개설부터 각종 동물의약품정보
- 한국도핑방지위원회: https://www.kada-ad.or.kr
  도핑 금지약물 검색. 선수, 지도자, 학부모, 의료진 등 사용자별 필요한 정보 제공
- 약학정보원: https://www.health.kr
  의약품정보 검색, 의약품 식별, 복약정보, 약물 · 음식 상호작용, 학술정보 등 제공
- 데일리팜: http://www.dailypharm.com
  약업계 전문 언론사
- 약사공론: https://www.kpanews.co.kr
  약업계 전문 언론사. 대한약사저널, 교육강좌, 구인구직
- 약물 상호작용 검사: https://reference.medscape.com
  최신 의약학정보 및 약물 상호작용정보 제공 외국 웹사이트

3 약국 관련 업무 및 처리기간

내용	관련 기관	처리기간
근무 약사 현황 변경통보	건강보험심사평가원	변동상황 발생 15일 이내 해당 월(해당 주) 청구 전에 심평원에 통보
보험청구	건강보험심사평가원	다음달(주) 초일부터 3년 이내: 해당 월/주말일 청구는 다음일자로 접수
이의신청	건강보험심사평가원	약제비 지급통보서를 받은 날로부터 90일 이내
심사청구	건강보험심사평가원	이의신청에 대한 결정통지를 받은 날부터 90일 이내
보완/누락청구	건강보험심사평가원	진료일로부터 3년 이내
산재/보훈청구	건강보험심사평가원	보험과 동일
처방전 보관	보건소/보건복지부	약사법: 2년/건보법: 3년
의료용 마약류 저장 시설 점검부작성	마약류통합관리시스템	주 1회 이상
마약류 사용보고(일반관리대상)	마약류통합관리시스템	다음달 10일까지(공휴일일 경우 익일)
마약류 사용보고(중점관리)	마약류통합관리시스템	사용 후 7일 이내(근무일 7일)
변경보고	마약류통합관리시스템	보고기간 경과 5일 이내
사고마약	보건소	사유가 발생한 것을 안 날로부터 5일 이내
유효기간 경과 마약류 폐기	보건소	유효기간 경과 후 마약류 저장시설 내 별도 분리보관 후 폐기(기한 없어짐)

불량의약품 처리에 관한 기록보관	약국개설자	1년간 보존
산재보험료 신고	근로복지공단	매 보험연도 초일(또는 보험관계 성립일)부터 70일 이내
고용보험료 신고	근로복지공단	근로자 입사일(사업개시일)로부터 14일 이내
국민연금 당연적용 신고	국민연금관리공단	상동
국민건강보험 직장 가입자 자격취득 신고	건강보험공단	자격취득일로부터 14일 이내

출처: 최종수 약학정보원장이 정리한 약국 행정업무 기한

4 약국 개업 체크리스트

개업 예정일자: 20 년 월 일

예정일자	구분	항목	비고	확인
		건물주와 임대차계약서 작성	임대일 경우	
D-15	인테리어	약국 실측	인테리어 업체	
		제안서 접수		
		인테리어업체 계약/공사		
D-15	건물	준공검사(신축 건물일 경우)	구(시)청	
		건축물 관리대장	구(시)청	
	전문약	약품리스트 수집(주변 병원)	병원	
D-15	시설 및 집기	전기, 수도공사		
		접수대(접수, 수납, 복약지도, 매약)		
		책상(조제실용 및 기타)		
		의자(대기석, 카운터, 조제실용)		
		약장(전문약, 일반약: 벽에 붙이는 약장, 곤돌라 등)		
		연고조제 및 수제대		
		산제대		
		에어컨(온풍기 겸용)		
		TV(천장형 혹은 거치대용)		
		분포기(ATC 혹은 반자동분포기)		
		원터치 약포장기(9포)		
		회전투약대		
		분쇄기		
		분진흡입기		
		유봉, 유발		

D-15	시설 및 집기	약주걱		
		전자거울		
		냉장고(저온약품 보관용)		
		쇼케이스(드링크 저장용)		
		온장고		
		냉온정수기(컵 포함)		
		전화기		
		팩스(용지 포함)		
		복사기(복사용지 포함)		
		Cash box(현금보관용)		
		신용카드조회기(전표 포함)		
		쓰레기통(3개: 조제실, 카운터, 대기실)		
D-15	간판	간판(전면, 돌출, 썬팅)	간판업체	
D-15	구인	근무 약사 채용	인터넷 사이트 이용	
		근무 사원 채용		
		가운과 명찰(약사용, 근무사원용)		
D-10	소모품	비닐지퍼백(사이즈별)		
		투약봉투(사이즈별)		
		쇼핑백(사이즈별)		
		약포지(분포기 또는 9포 사각 수제용)		
		투약병(용량별)		
		연고곽		
		연고칼		
		정제가위, 정제계수기		
		깔때기, 체		
		라벨(용법인쇄용)		
		리본(영수증, 라벨인쇄용: 도트)		
		약제비계산서 인쇄용 용지		

D-10	비품	도장(상호인, 처방전 검수인)		
		라벨기(일반약 가격부착용)		
D-10	통신	전화 신청(기본 2회선: 전화 1회선, 팩스 · 신용카드조회기 · 인터넷 1회선)	통신사	
		인터넷 및 유선방송 신청	유선방송	
		인터넷 신청	한국통신	
		보안장치 신청	캡스 등	
D-9	보안	보안장치 설치	캡스 등	
D-9	교육	직원 사전교육		
D-8	의약품	전문의약품 공급	도매업체 등	
		전문의약품 진열		
	의약품	일반의약품 공급	도매업체 등	
		일반의약품 진열		
D-7	통신	인터넷 설치	한국통신	
		유선방송 설치	유선방송	
D-7	전산	Network 공사	설치업체	
		H/W설치: Server		
		일반모니터(17")		
		TFT 모니터(17")		
		Printer(문서 인쇄용)		
		Printer(영수증 인쇄용)		
		Label Printer(라벨 인쇄용)		
		공유기(5~8 port)		
		S/W 설치: 청구프로그램 설치		
		초기 재고 입력		
D-7	개설등록	약국 개설등록 신청	보건소	
		사업자등록 신청	세무서	
		약사회 신상신고	약사회	

D-6	신용카드	신용카드 신청 및 조회기 설치	사업자등록 이후 가능, 1주일 소요	
D-6	비품	바구니(조제약 및 기타 보관용)		
		집게		
		멀티탭(전기)		
		머그컵(근무자용)		
		Cash Tray		
		우산꽂이		
		발깔판		
		연필통(카운터, 조제실)		
		펀치		
		스탬플러		
		전자계산기(2개 이상)		
		클립(처방전 꽂이용), 네임펜, 유성매직		
		커피, 녹차(손님용)		
		휴지(티슈: 손님용)		
		월간지 및 신문(게시용)		
		수정테이프, 옷걸이, 딱풀, 견출지		
		고무밴드, 커터칼, 먹끈(처방전 마감용)		
		청소용구(진공청소기, 빗자루, 쓰레받기)		
		쓰레기봉투		
		메모지, 기타 필기구		
D-4	게시물	액자(면허증 등 게시용)		
D-3	점검	약품/비품 및 소모품 준비 최종점검		

<table>
<tr><td rowspan="7">D-Day</td><td rowspan="7">개업</td><td>약국 개업</td><td></td><td></td></tr>
<tr><td>화분</td><td></td><td></td></tr>
<tr><td>은행계좌 개설(EDI 청구 대금결제용)</td><td>은행</td><td></td></tr>
<tr><td>요양기관기호 부여 신청</td><td>심평원</td><td></td></tr>
<tr><td>공인인증서 발급 신청</td><td>건강보험</td><td></td></tr>
<tr><td>심평원/국민건강보험공단 홈페이지 가입</td><td>각 홈페이지</td><td></td></tr>
<tr><td>세무사 선정</td><td>세무사</td><td></td></tr>
<tr><td rowspan="4">D+1</td><td rowspan="2">등록 신청</td><td>공인인증서 각 홈페이지 등록</td><td>각 홈페이지</td><td></td></tr>
<tr><td>근로복지공단 산재 지정번호 신청</td><td>근로복지공단</td><td></td></tr>
<tr><td rowspan="2">보험</td><td>4대보험 신청(의료/산재/고용/국민연금)</td><td>건강보험공단, 국민연금공단, 근로복지공단</td><td></td></tr>
<tr><td>화재/도난보험 가입</td><td>보험사</td><td></td></tr>
<tr><td>D+10</td><td>등록</td><td>근로복지공단 홈페이지 가입 및 공인인증서 등록</td><td>홈페이지</td><td></td></tr>
</table>

출처: https://www.kpanews.co.kr/article/show.asp?idx=205263

5 관계 법령

■ 약사법 시행규칙 [별지 제5호서식] 〈개정 2016. 12. 29.〉

약국개설등록 신청서

※ [ ]에는 해당되는 곳에 √ 표시를 합니다.

접수번호	접수일	발급일	처리기간 7일

<table>
<tr><td colspan="9">[신청인(개설자) 현황]</td></tr>
<tr><td rowspan="2">성명</td><td rowspan="2">주민등록번호
(외국인등록번호)</td><td rowspan="2">면허종류</td><td rowspan="2">면허번호</td><td rowspan="2">등록기준지</td><td rowspan="2">주소</td><td colspan="3">연락처</td></tr>
<tr><td>집</td><td>휴대폰</td><td>e-mail</td></tr>
<tr><td></td><td></td><td></td><td></td><td></td><td></td><td></td><td></td><td></td></tr>
<tr><td></td><td></td><td></td><td></td><td></td><td></td><td></td><td></td><td></td></tr>
<tr><td></td><td></td><td></td><td></td><td></td><td></td><td></td><td></td><td></td></tr>
</table>

<table>
<tr><td rowspan="6">신청
내용</td><td colspan="4">[ ] 신규등록 [ ] 개설자 변경</td></tr>
<tr><td rowspan="3">약국</td><td>명칭</td><td colspan="2">요양기관기호(신규등록 신청 시에는 적지 않습니다)</td></tr>
<tr><td>연락처 (전화)
(팩스)</td><td colspan="2">영업면적</td></tr>
<tr><td colspan="3">소재지</td></tr>
<tr><td rowspan="2">결격
사유</td><td colspan="2">「약사법」 제76조제1항에 따른 개설등록의 취소사실</td><td>[ ] 있음
[ ] 없음</td></tr>
<tr><td colspan="2">약사(藥事)에 관한 법령 위반으로 행정처분을 받은 사실</td><td>[ ] 있음
[ ] 없음</td></tr>
</table>

「약사법」 제20조제2항 전단 및 같은 법 시행규칙 제7조제1항에 따라 위와 같이 약국개설등록을 신청합니다.

년 월 일

신청인 (서명 또는 인)

시장 · 군수 · 구청장 귀하

<table>
<tr><td>신청인
제출서류</td><td>한약사 면허증 사본(신청인이 한약사인 경우만 해당하며, 신청서를 제출할 때 면허증 원본을 제시 하는 경우에는 사본의 제출을 갈음합니다)</td><td rowspan="2">수수료
10,000원</td></tr>
<tr><td>담당 공무원
확인사항</td><td>약사 면허증(신청인이 약사인 경우만 해당하며, 신청서를 제출할 때 면허증 원본을 제시하는 경우에는 담당 공무원의 확인을 갈음합니다)</td></tr>
</table>

행정정보 공동이용 동의서

본인은 이 건 업무처리와 관련하여 담당 공무원이 「전자정부법」 제36조제1항에 따른 행정정보의 공동이용을 통하여 약사 면허증을 확인하는 것에 동의합니다. *동의하지 않는 경우에는 신청인이 직접 그 사본을 제출하여야 합니다.

신청인 (서명 또는 인)

유의사항

1. 개설자 변경으로 인한 개설등록신청의 경우에는 시설조사를 생략할 수 있습니다.
2. 약국개설등록증 발급 이후 「국민건강보험법」 제47조에 따라 요양급여비용 청구를 위해서는 건강보험심사평가원에 요양기관 현황신고를 완료하여야 합니다(「국민건강보험법」 제43조).

처리절차

신청서 작성 ➔ 접수 ➔ 시설조사 ➔ 기안 · 결재 ➔ 등록증 작성 ➔ 등록증 발급

신청인 처리기관: 시 · 군 · 구

210㎜×297㎜[백상지 80g/㎡(재활용품)]

■ 약사법 시행규칙 [별지 제7호의2서식] 〈개정 2020. 10. 8.〉

약국개설자의 지위 승계 신고서

(3쪽 중 제1쪽)

<table>
<tr><td>접수번호</td><td>접수일시</td><td>발급일</td><td>처리기간 7일</td></tr>
</table>

<table>
<tr><td rowspan="4">양도인</td><td>성명</td><td>주민등록번호(외국인등록번호)</td><td>면허종류</td></tr>
<tr><td>면허번호</td><td colspan="2">등록기준지</td></tr>
<tr><td>전화번호</td><td colspan="2">전자우편</td></tr>
<tr><td colspan="3">주소</td></tr>
<tr><td rowspan="4">양수인</td><td>성명</td><td>주민등록번호(외국인등록번호)</td><td>면허종류</td></tr>
<tr><td>면허번호</td><td colspan="2">등록기준지</td></tr>
<tr><td>전화번호</td><td colspan="2">전자우편</td></tr>
<tr><td colspan="3">주소</td></tr>
<tr><td rowspan="3">약국</td><td colspan="2">명칭</td><td>요양기관기호</td></tr>
<tr><td colspan="2">연락처
(전화)
(팩스번호)</td><td>영업면적</td></tr>
<tr><td colspan="2">주소</td><td>약국개설자의 지위 승계 예정일
년 월 일</td></tr>
<tr><td rowspan="2">결격
사유</td><td colspan="3">「약사법」 제76조제1항에 따른 개설등록의 취소사실
[ ] 있음 [ ] 없음</td></tr>
<tr><td colspan="3">약사(藥事)에 관한 법령 위반으로 행정처분을 받은 사실
[ ] 있음 [ ] 없음</td></tr>
</table>

「약사법」 제21조의2제1항 및 같은 법 시행규칙 제11조의2제1항에 따라 위와 같이 신고합니다.

년 월 일

신고인: (서명 또는 인)

담당자 성명:

담당자 전화번호:

시장 · 군수 · 구청장 귀하

210mm×297mm[백상지(80g/m²) 또는 중질지(80g/m²)]

(3쪽 중 제2쪽)

신고인 제출서류	1. 양도 · 양수 대상 약국의 개설등록증 2. 양도 · 양수 사실을 증명하는 서류의 사본 3. 한약사 면허증 사본(신고인이 한약사인 경우만 해당합니다)	수수료 5,000원
담당 공무원 확인사항	약사 면허증(신고인이 약사인 경우만 해당합니다)	

행정정보 공동이용 동의서

본인은 이 건 업무처리와 관련하여 담당 공무원이 「전자정부법」 제36조제1항에 따른 행정정보의 공동이용을 통하여 약사 면허증을 확인하는 것에 동의합니다.

※ 동의하지 않는 경우에는 신고인이 약사 면허증 원본을 제시하거나 그 사본을 제출해야 합니다.

신청인 (서명 또는 인)

처리절차

신고서 작성 → 접수 → 기안 · 결재 → 등록증 작성 → 등록증 발급

신고인 처리기관: 시 · 군 · 구

210mm×297mm[백상지(80g/㎡) 또는 중질지(80g/㎡)]

(3쪽 중 제3쪽)

행정처분 등의 내용 고지 및 가중처분 대상약국 확인서

1. 양도인은 다음과 같이 최근 1년 이내에 「약사법」 제71조, 제72조, 제74조부터 제76조까지, 제79조 및 같은 법 시행규칙 제50조, 별표 3에 따라 행정처분을 받았다는 사실(행정처분을 받은 사실이 없는 경우에는 없다는 사실) 및 행정제재처분의 절차가 진행 중인 사실을 양수인에게 알려주었습니다.

가. 최근 1년 이내에 양도인이 받은 행정처분

처분받은 날	행정처분 내용	행정처분 사유

나. 행정제재처분 절차 진행사항

적발일	위반내용	진행 중인 내용

※ 최근 1년 이내에 행정처분을 받은 사실이 없는 경우에는 위 가목 표의 "처분받은 날"란에 "없음"이라고 적습니다.

※ 양도 · 양수 신고 담당 공무원은 위 행정처분의 내용을 행정처분 대장과 대조하여 일치 여부를 확인하고, 일치하지 않는 경우에는 양도인 및 양수인에게 그 사실을 알리고 보완하게 해야 합니다.

2. 양수인은 위 행정처분에서 지정된 기간 내에 처분 내용대로 이행하지 않거나, 행정처분을 받은 위반사항이 다시 적발되었을 때에는 「약사법 시행규칙」 제50조 및 별표 3에 따라 양도인이 받은 행정처분의 효과가 양수인에게 승계되어 가중 처분된다는 사실을 알고 있음을 확인합니다.

년 월 일

양도인 성명 (서명 또는 인)

양수인 성명 (서명 또는 인)

■ 동물용 의약품등 취급규칙 [별지 제1호 서식] 〈개정 2013. 1. 4.〉

동물약국개설 등록신청서

접수번호		접수일		처리기간	2일
신청인	성명		주민등록번호 (외국인등록번호)		
	주소		면허번호		
동물 약국	명칭		전화번호		
	소재지				

「동물용 의약품등 취급규칙」 제3조제1항에 따라 동물약국 개설등록을 신청합니다.

년 월 일

신청인 (서명 또는 인)

시장 · 군수 · 구청장 귀하

담당공무원 확인사항	약사면허증	수수료 10,000원

행정정보 공동이용 동의서

본인은 이 건 업무처리와 관련하여 「전자정부법」 제36조제1항에 따른 행정정보의 공동이용을 통하여 담당 공무원이 위의 내용을 확인하는 것에 동의합니다. * 동의하지 아니하는 경우에는 신청인이 직접 관련 서류를 제출하여야 합니다.

신청인 (서명 또는 인)

처리절차

신청서 작성	→	접수	→	해당과 이송	→	검토	→	결재	→	등록증 작성
신청인		시 · 군 · 구 (민원실)		시 · 군 · 구		시 · 군 · 구		시 · 군 · 구		시 · 군 · 구 (교부)

210mm×297mm[백상지 80g/㎡]

약국 시설조사서

종별		명칭	
개설자		생년월일	
소재지		전화번호	

시설 및 장비기준	조사내용	적, 부
1. 조제실 2. 저온 보관 및 빛가림을 위한 시설 3. 수돗물이나 「먹는 물 관리법」 제5조에 따른 먹는 물의 수질기준에 적합한 지하수 등을 공급할 수 있는 시설 4. 조제에 필요한 기구 5. 마약류를 다른 의약품과 구별 저장하는 공간이 있는가(시건장치 및 이중잠금장치 등)		

20 년 11월 일

조사자

※ 관할 보건소에 따라 양식이 다를 수 있음.

■ 부가가치세법 시행규칙 [별지 제4호서식] 〈개정 2022. 3. 18.〉

홈택스(www.hometax.go.kr)에서도 신청할 수 있습니다.

사업자등록 신청서(개인사업자용)
(법인이 아닌 단체의 고유번호 신청서)

※ 사업자등록의 신청 내용은 영구히 관리되며, 납세 성실도를 검증하는 기초자료로 활용됩니다.
아래 해당 사항을 사실대로 작성하시기 바라며, 신청서에 본인이 자필로 서명해 주시기 바랍니다.
※ [ ]에는 해당되는 곳에 √표를 합니다.

(앞쪽)

접수번호		처리기간	2일(보정기간은 불산입)

1. 인적사항

상호(단체명)		연락처	(사업장 전화번호)
성명(대표자)			(주소지 전화번호)
주민등록번호			(휴대전화번호)
			(FAX번호)

사업장(단체) 소재지	층	호
사업장이 주소지인 경우 주소지 이전 시 사업장 소재지 자동 정정 신청	([ ]여, [ ]부)	

2. 사업장 현황

업종	주업태		주종목		주생산 요소		주업종 코드	개업일	종업원 수
	부업태		부종목		부생산 요소		부업종 코드		
사이버몰 명칭			사이버몰 도메인						

사업장 구분	자가 면적	타가 면적	사업장을 빌려준 사람 (임대인)			임대차 명세		
			성명 (법인명)	사업자 등록번호	주민(법인) 등록번호	임대차 계약기간	(전세) 보증금	월세(차임)
	㎡	㎡				. . . ~ . . .	원	원

허가 등 사업 여부	[ ]신고 [ ]등록 [ ]허가 [ ]해당 없음	주류면허	면허번호	면허신청
				[ ]여 [ ]부
개별소비세 해당 여부	[ ]제조 [ ]판매 [ ]입장 [ ]유흥	사업장 단위 과세 적용 신고 여부	[ ]여 [ ]부	
사업자금 명세 (전세보증금 포함)	자기자금 원	타인자금	원	
간이과세 적용 신고 여부	[ ]여 [ ]부	간이과세 포기 신고 여부	[ ]여 [ ]부	
전자우편주소		국세청이 제공하는 국세정보 수신동의	[ ]문자(SMS) 수신에 동의함(선택) [ ]전자우편 수신에 동의함(선택)	

그 밖의 신청사항	확정일자 신청 여부	공동사업자 신청 여부	사업장소 외 송달장소 신청 여부	양도자의 사업자등록번호 (사업양수의 경우에만 해당함)
	[ ]여 [ ]부	[ ]여 [ ]부	[ ]여 [ ]부	

210mm×297mm[백상지(80g/㎡) 또는 중질지(80g/㎡)]

(뒤쪽)

3. 사업자등록 신청 및 사업 시 유의사항 (아래 사항을 반드시 읽고 확인하시기 바랍니다)

가. 다른 사람에게 사업자명의를 빌려주는 경우 사업과 관련된 각종 세금이 명의를 빌려준 사람에게 나오게 되어 다음과 같은 불이익이 있을 수 있습니다.
1) 조세의 회피 및 강제집행의 면탈을 목적으로 자신의 성명을 사용하여 타인에게 사업자등록을 할 것을 허락하거나 자신 명의의 사업자등록을 타인이 이용하여 사업을 영위하도록 한 자는 「조세범 처벌법」 제11조제2항에 따라 1년 이하의 징역 또는 1천만원 이하의 벌금에 처해집니다.
2) 소득이 늘어나 국민연금과 건강보험료를 더 낼 수 있습니다.
3) 명의를 빌려간 사람이 세금을 못 내게 되면 체납자가 되어 소유재산의 압류 · 공매처분, 체납명세의 금융회사 등 통보, 출국규제 등의 불이익을 받을 수 있습니다.

나. 다른 사람의 명의로 사업자등록을 하고 실제 사업을 하는 것으로 확인되는 경우 다음과 같은 불이익이 있을 수 있습니다.
1) 조세의 회피 또는 강제집행의 면탈을 목적으로 타인의 성명을 사용하여 사업자등록을 하거나 타인 명의의 사업자등록을 이용하여 사업을 영위한 자는 「조세범 처벌법」 제11조제1항에 따라 2년 이하의 징역 또는 2천만원 이하의 벌금에 처해집니다.
2) 「부가가치세법」 제60조제1항제2호에 따라 사업 개시일부터 실제 사업을 하는 것으로 확인되는 날의 직전일까지의 공급가액 합계액의 1%에 해당하는 금액을 납부세액에 더하여 납부해야 합니다.
3) 「주민등록법」 제37조제10호에 따라 다른 사람의 주민등록번호를 부정하게 사용한 자는 3년 이하의 징역 또는 3천만원 이하의 벌금에 처해집니다.

다. 귀하가 재화 또는 용역을 공급하지 않거나 공급받지 않고 세금계산서 또는 계산서를 발급하거나 발급받은 경우 또는 이와 같은 행위를 알선 · 중개한 경우에는 「조세범 처벌법」 제10조제3항 또는 제4항에 따라 3년 이하의 징역 또는 공급가액에 부가가치세의 세율을 적용하여 계산한 세액의 3배 이하에 상당하는 벌금에 처해집니다.

라. 신용카드 가맹 및 이용은 반드시 사업자 본인 명의로 해야 하며 사업상 결제목적 외의 용도로 신용카드를 이용할 경우 「여신전문금융업법」 제70조제3항제2호부터 제6호까지의 규정에 따라 3년 이하의 징역 또는 2천만원 이하의 벌금에 처해집니다.

창업자 멘토링 서비스 신청 여부 [ ]여 [ ]부

※ 세무대리인을 선임하지 못한 경우 신청 가능하며, 서비스 제공 요건을 충족하지 못한 경우 서비스가 제공되지 않을 수 있음

대리인이 사업자등록신청을 하는 경우에는 아래의 위임장을 작성하시기 바랍니다.

<table>
<tr><td>위임장</td><td colspan="4">본인은 사업자등록 신청과 관련한 모든 사항을 아래의 대리인에게 위임합니다.
본 인: (서명 또는 인)</td></tr>
<tr><td rowspan="2">대리인
인적사항</td><td>성명</td><td>주민등록번호</td><td>전화번호</td><td>신청인과의 관계</td></tr>
<tr><td></td><td></td><td></td><td></td></tr>
</table>

위에서 작성한 내용과 실제 사업자 및 사업내용 등이 일치함을 확인하며, 「부가가치세법」 제8조제1항 · 제3항, 제61조제3항, 같은 법 시행령 제11조제1항 · 제2항, 제109조제4항, 같은 법 시행규칙 제9조제1항 · 제2항 및 「상가건물 임대차보호법」 제5조제2항에 따라 사업자등록 ([ ]일반과세자[ ]간이과세자[ ]면세사업자[ ]그 밖의 단체) 및 확정일자를 신청합니다.

년 월 일

신청인: (서명 또는 인)
위 대리인: (서명 또는 인)

세무서장 귀하

<table>
<tr><td>신고인
제출서류</td><td>1. 사업허가증 사본, 사업등록증 사본 또는 신고확인증 사본 중 1부(법령에 따라 허가를 받거나 등록 또는 신고를 해야 하는 사업의 경우에만 제출합니다)
2. 임대차계약서 사본 1부(사업장을 임차한 경우에만 제출합니다)
3. 「상가건물 임대차보호법」이 적용되는 상가건물의 일부분을 임차한 경우에는 해당 부분의 도면 1부
4. 자금출처명세서 1부(금지금 도매 · 소매업, 과세유흥장소에서의 영업, 액체연료 및 관련제품 도매업, 기체연료 및 관련제품 도매업, 차량용 주유소 운영업, 차량용 가스 충전업, 가정용 액체연료 소매업, 가정용 가스연료 소매업, 재생용 재료 수집 및 판매업을 하려는 경우에만 제출합니다)
5. 신탁계약서 1부
6. 주택임대사업을 하려는 경우 「소득세법 시행규칙」 별지 제106호서식의 임대주택 명세서 1부 또는 임대주택 명세서를 갈음하여 「민간임대주택에 관한 특별법 시행령」 제4조제5항에 따른 임대사업자 등록증 사본 1부</td><td>수수료
없음</td></tr>
</table>

유의사항

사업자등록을 신청할 때 다음과 같은 사유에 해당하는 경우 붙임의 서식 부표에 추가로 적습니다.
1. 공동사업자가 있는 경우
2. 사업장 외의 장소에서 서류를 송달받으려는 경우
3. 사업자 단위 과세 적용을 신청하려는 경우(2010년 이후부터 적용)

210mm×297mm[백상지(80g/㎡) 또는 중질지(80g/㎡)]

■ 부가가치세법 시행규칙 [별지 제4호서식 부표 1] 〈개정 2021. 3. 16.〉

[ ] 공동사업자 명세
[ ] 서류를 송달받을 장소

※ [ ]에는 해당되는 곳에 √표를 합니다.

1. 인적사항

상호(단체명)	
성명(대표자)	
주민등록번호	
사업장(단체) 소재지	

2. 공동사업자 명세

출자금	원	성립일		
성명	주민등록번호	지분율	관계	출자공동사업자여부

* 소득분배비율과 지분율이 다른 경우에는 소득분배비율을 적습니다.
* 출자공동사업자란 「소득세법 시행령」 제100조제1항에 따라 경영에는 참여하지 않고 출자만 하는 공동사업자를 말합니다.

3. 서류를 송달받을 장소

「국세기본법」 제9조 및 같은 법 시행령 제5조에 따라 사업장이 아닌 다음 장소에서 서류를 송달받고자 합니다.
이 신청서로 등록신청한 사업장에 대하여 발생되는 고지서나 신고안내문 등의 송달주소로 활용됩니다.

- 구분: [ ] 1. 주민등록상 주소 [ ] 2. 기타 (전화번호:)

※ 주민등록상 주소를 선택한 경우 「주민등록법」 제16조에 따라 주소가 이전되면 송달주소가 이전된 주소로 자동으로 변경되는 것에 동의하는 경우 아래의 동의함에 체크하여 주시기 바랍니다.

[ ] 동의함 [ ] 동의하지 않음

송달받을 장소	주소
	전화번호
사유	

210mm×297mm[백상지(80g/㎡) 또는 중질지(80g/㎡)]

■ 부가가치세법 시행규칙 [별지 제4호서식 부표 2] 〈개정 2021. 3. 16.〉

사업자 단위 과세 사업자의 종된 사업장 명세서(개인사업자용)

※ [ ]에는 해당되는 곳에 √표를 합니다.

종된 사업장 일련번호 ( )	상호	사업장 소재지	종된 사업장 개설일	업종	주업태	주종목	업종코드
					부업태	부종목	업종코드
		층 호					

확정일자 신청	도면 첨부	자가 면적	타가 면적	사업장을 빌려준 사람 (임대인)			임대차명세		
				성명(법인명)	사업자 등록번호	주민(법인) 등록번호	임대차 계약기간	(전세) 보증금	월세
여[ ] 부[ ]	여[ ] 부[ ]	㎡	㎡					원	원

종된 사업장 일련번호 ( )	상호	사업장 소재지	종된 사업장 개설일	업종	주업태	주종목	업종코드
					부업태	부종목	업종코드
		층 호					

확정일자 신청	도면 첨부	자가 면적	타가 면적	사업장을 빌려준 사람 (임대인)			임대차명세		
				성명(법인명)	사업자 등록번호	주민(법인) 등록번호	임대차 계약기간	(전세) 보증금	월세
여[ ] 부[ ]	여[ ] 부[ ]	㎡	㎡					원	원

종된 사업장 일련번호 ( )	상호	사업장 소재지	종된 사업장 개설일	업종	주업태	주종목	업종코드
					부업태	부종목	업종코드
		층 호					

확정일자 신청	도면 첨부	자가 면적	타가 면적	사업장을 빌려준 사람 (임대인)			임대차명세		
				성명(법인명)	사업자 등록번호	주민(법인) 등록번호	임대차 계약기간	(전세) 보증금	월세
여[ ] 부[ ]	여[ ] 부[ ]	㎡	㎡					원	원

종된 사업장 일련번호 ( )	상호	사업장 소재지	종된 사업장 개설일	업종	주업태	주종목	업종코드
					부업태	부종목	업종코드
		층 호					

확정일자 신청	도면 첨부	자가 면적	타가 면적	사업장을 빌려준 사람 (임대인)			임대차명세		
				성명(법인명)	사업자 등록번호	주민(법인) 등록번호	임대차 계약기간	(전세) 보증금	월세
여[ ] 부[ ]	여[ ] 부[ ]	㎡	㎡					원	원

종된 사업장 일련번호 ( )	상호	사업장 소재지	종된 사업장 개설일	업종	주업태	주종목	업종코드
					부업태	부종목	업종코드
		층 호					

확정일자 신청	도면 첨부	자가 면적	타가 면적	사업장을 빌려준 사람 (임대인)			임대차명세		
				성명(법인명)	사업자 등록번호	주민(법인) 등록번호	임대차 계약기간	(전세) 보증금	월세
여[ ] 부[ ]	여[ ] 부[ ]	㎡	㎡					원	원

210mm×297mm[백상지(80g/㎡) 또는 중질지(80g/㎡)]

■ 부가가치세법 시행규칙 [별지 제4호서식 부표 3] 〈개정 2021. 3. 16.〉

사업자 단위 과세 사업자의 종된 사업장 명세서(법인사업자용)

※ [ ]에는 해당되는 곳에 √표를 합니다.

<table>
<tr><td rowspan="7">종된 사업장 일련번호 ( )</td><td colspan="2" rowspan="2">상호</td><td rowspan="2">대표자 성명</td><td colspan="2" rowspan="2">대표자 주민등록번호</td><td rowspan="2">사업장 소재지</td><td rowspan="2">종된 사업장 개설일</td><td rowspan="4">업종</td><td>주업태</td><td>주종목</td><td>업종코드</td></tr>
<tr><td></td><td></td><td></td></tr>
<tr><td colspan="2" rowspan="2"></td><td rowspan="2"></td><td colspan="2" rowspan="2"></td><td rowspan="2">층 호</td><td rowspan="2"></td><td>부업태</td><td>부종목</td><td>업종코드</td></tr>
<tr><td></td><td></td><td></td></tr>
<tr><td rowspan="2">확정일자 신청</td><td rowspan="2">도면 첨부</td><td rowspan="2">자가 면적</td><td rowspan="2">타가 면적</td><td colspan="4">사업장을 빌려준 사람 (임대인)</td><td colspan="3">임대차명세</td></tr>
<tr><td>성명 (법인명)</td><td>사업자 등록번호</td><td colspan="2">주민(법인) 등록번호</td><td>임대차 계약기간</td><td>(전세) 보증금</td><td>월세</td></tr>
<tr><td>여[ ] 부[ ]</td><td>여[ ] 부[ ]</td><td>㎡</td><td>㎡</td><td></td><td></td><td colspan="2"></td><td></td><td>원</td><td>원</td></tr>
</table>

<table>
<tr><td rowspan="7">종된 사업장 일련번호 ( )</td><td colspan="2" rowspan="2">상호</td><td rowspan="2">대표자 성명</td><td colspan="2" rowspan="2">대표자 주민등록번호</td><td rowspan="2">사업장 소재지</td><td rowspan="2">종된 사업장 개설일</td><td rowspan="4">업종</td><td>주업태</td><td>주종목</td><td>업종코드</td></tr>
<tr><td></td><td></td><td></td></tr>
<tr><td colspan="2" rowspan="2"></td><td rowspan="2"></td><td colspan="2" rowspan="2"></td><td rowspan="2">층 호</td><td rowspan="2"></td><td>부업태</td><td>부종목</td><td>업종코드</td></tr>
<tr><td></td><td></td><td></td></tr>
<tr><td rowspan="2">확정일자 신청</td><td rowspan="2">도면 첨부</td><td rowspan="2">자가 면적</td><td rowspan="2">타가 면적</td><td colspan="4">사업장을 빌려준 사람 (임대인)</td><td colspan="3">임대차명세</td></tr>
<tr><td>성명 (법인명)</td><td>사업자 등록번호</td><td colspan="2">주민(법인) 등록번호</td><td>임대차 계약기간</td><td>(전세) 보증금</td><td>월세</td></tr>
<tr><td>여[ ] 부[ ]</td><td>여[ ] 부[ ]</td><td>㎡</td><td>㎡</td><td></td><td></td><td colspan="2"></td><td></td><td>원</td><td>원</td></tr>
</table>

<table>
<tr><td rowspan="7">종된 사업장 일련번호 ( )</td><td colspan="2" rowspan="2">상호</td><td rowspan="2">대표자 성명</td><td colspan="2" rowspan="2">대표자 주민등록번호</td><td rowspan="2">사업장 소재지</td><td rowspan="2">종된 사업장 개설일</td><td rowspan="4">업종</td><td>주업태</td><td>주종목</td><td>업종코드</td></tr>
<tr><td></td><td></td><td></td></tr>
<tr><td colspan="2" rowspan="2"></td><td rowspan="2"></td><td colspan="2" rowspan="2"></td><td rowspan="2">층 호</td><td rowspan="2"></td><td>부업태</td><td>부종목</td><td>업종코드</td></tr>
<tr><td></td><td></td><td></td></tr>
<tr><td rowspan="2">확정일자 신청</td><td rowspan="2">도면 첨부</td><td rowspan="2">자가 면적</td><td rowspan="2">타가 면적</td><td colspan="4">사업장을 빌려준 사람 (임대인)</td><td colspan="3">임대차명세</td></tr>
<tr><td>성명 (법인명)</td><td>사업자 등록번호</td><td colspan="2">주민(법인) 등록번호</td><td>임대차 계약기간</td><td>(전세) 보증금</td><td>월세</td></tr>
<tr><td>여[ ] 부[ ]</td><td>여[ ] 부[ ]</td><td>㎡</td><td>㎡</td><td></td><td></td><td colspan="2"></td><td></td><td>원</td><td>원</td></tr>
</table>

<table>
<tr><td rowspan="7">종된 사업장 일련번호 ( )</td><td colspan="2" rowspan="2">상호</td><td rowspan="2">대표자 성명</td><td colspan="2" rowspan="2">대표자 주민등록번호</td><td rowspan="2">사업장 소재지</td><td rowspan="2">종된 사업장 개설일</td><td rowspan="4">업종</td><td>주업태</td><td>주종목</td><td>업종코드</td></tr>
<tr><td></td><td></td><td></td></tr>
<tr><td colspan="2" rowspan="2"></td><td rowspan="2"></td><td colspan="2" rowspan="2"></td><td rowspan="2">층 호</td><td rowspan="2"></td><td>부업태</td><td>부종목</td><td>업종코드</td></tr>
<tr><td></td><td></td><td></td></tr>
<tr><td rowspan="2">확정일자 신청</td><td rowspan="2">도면 첨부</td><td rowspan="2">자가 면적</td><td rowspan="2">타가 면적</td><td colspan="4">사업장을 빌려준 사람 (임대인)</td><td colspan="3">임대차명세</td></tr>
<tr><td>성명 (법인명)</td><td>사업자 등록번호</td><td colspan="2">주민(법인) 등록번호</td><td>임대차 계약기간</td><td>(전세) 보증금</td><td>월세</td></tr>
<tr><td>여[ ] 부[ ]</td><td>여[ ] 부[ ]</td><td>㎡</td><td>㎡</td><td></td><td></td><td colspan="2"></td><td></td><td>원</td><td>원</td></tr>
</table>

<table>
<tr><td rowspan="7">종된 사업장 일련번호 ( )</td><td colspan="2" rowspan="2">상호</td><td rowspan="2">대표자 성명</td><td colspan="2" rowspan="2">대표자 주민등록번호</td><td rowspan="2">사업장 소재지</td><td rowspan="2">종된 사업장 개설일</td><td rowspan="4">업종</td><td>주업태</td><td>주종목</td><td>업종코드</td></tr>
<tr><td></td><td></td><td></td></tr>
<tr><td colspan="2" rowspan="2"></td><td rowspan="2"></td><td colspan="2" rowspan="2"></td><td rowspan="2">층 호</td><td rowspan="2"></td><td>부업태</td><td>부종목</td><td>업종코드</td></tr>
<tr><td></td><td></td><td></td></tr>
<tr><td rowspan="2">확정일자 신청</td><td rowspan="2">도면 첨부</td><td rowspan="2">자가 면적</td><td rowspan="2">타가 면적</td><td colspan="4">사업장을 빌려준 사람 (임대인)</td><td colspan="3">임대차명세</td></tr>
<tr><td>성명 (법인명)</td><td>사업자 등록번호</td><td colspan="2">주민(법인) 등록번호</td><td>임대차 계약기간</td><td>(전세) 보증금</td><td>월세</td></tr>
<tr><td>여[ ] 부[ ]</td><td>여[ ] 부[ ]</td><td>㎡</td><td>㎡</td><td></td><td></td><td colspan="2"></td><td></td><td>원</td><td>원</td></tr>
</table>

210mm×297mm[백상지(80g/㎡) 또는 중질지(80g/㎡)]

■ 법인세법 시행규칙 [별지 제73호서식] 〈개정 2022. 3. 18.〉

홈택스(www.hometax.go.kr)에서도 신고할 수 있습니다. (앞쪽)

접수번호	[ ] 법인설립신고 및 사업자등록신청서 [ ] 국내사업장설치신고서(외국법인)	처리기간
		2일 (보정기간은 불산입)

귀 법인의 사업자등록신청서상의 내용은 사업내용을 정확하게 파악하여 근거과세의 실현 및 사업자등록 관리업무의 효율화를 위한 자료로 활용됩니다. 아래의 사항에 대하여 사실대로 작성하시기 바라며 신청서에 서명 또는 인감(직인)날인하시기 바랍니다.

1. 인적사항

법인명(단체명)		승인법인고유번호 (폐업당시 사업자등록번호)	
대표자		주민등록번호	-
사업장(단체)소재지	층 호		
전화번호	(사업장)	(휴대전화)	

2. 법인현황

법인등록번호	-	자본금	원	사업연도	월 일 ~ 월 일

법인성격 (해당란에 ○표)

내국법인							외국법인			지점(내국법인의 경우)			분할신설법인	
영리 일반	영리 외투	신탁 재산	비영리	국가 지방 자치	법인으로 보는 단체 승인법인	법인으로 보는 단체 기타	지점 (국내 사업장)	연락 사무소	기타	여	부	본점 사업자 등록번호	분할 전 사업자 등록번호	분할 연월일

조합법인 해당 여부		사업자 단위 과세 여부		법인과세 신탁재산		공익법인						외국·외투 법인	국적	투자 비율
여	부	여	부	여	부	해당 여부		사업유형	주무부처명	출연자산 여부				
						여	부			여	부			

3. 법인과세 신탁재산의 수탁자(법인과세 신탁재산의 설립에 한함)

법인명(상호)		사업자등록번호	
대표자		주민등록번호	
사업장소재지			

4. 외국법인 내용 및 관리책임자 (외국법인에 한함)

외국법인 내용

본점	상호	대표자	설치년월일	소재지

관리 책임자

성명 (상호)	주민등록번호 (사업자등록번호)	주소 (사업장소재지)	전화번호

5. 사업장현황

사업의 종류						사업(수익사업) 개시일
주업태	주종목	주업종코드	부업태	부종목	부업종코드	
						년 월 일
사이버몰 명칭			사이버몰 도메인			

사업장 구분 및 면적		도면첨부		사업장을 빌려준 사람(임대인)			
자가	타가	여	부	성명(법인명)	사업자등록번호	주민(법인)등록번호	전화번호
㎡	㎡						

임대차 계약기간	(전세)보증금	월세(부가세 포함)
20 . . . ~ 20 . . .	원	원

개별소비세				주류면허			부가가치세 과세사업		인·허가 사업 여부			
제조	판매	장소	유흥	면허번호	면허신청		여	부	신고	등록	인·허가	기타
					여	부						

설립등기일 현재 기본 재무상황 등

자산 계	유동자산	비유동자산	부채 계	유동부채	비유동부채	종업원 수
천원	천원	천원	천원	천원	천원	명

전자우편주소		국세청이 제공하는 국세정보 수신동의 여부	[ ] 문자(SMS) 수신에 동의함(선택) [ ] 이메일 수신에 동의함(선택)

210mm×297mm[백상지 80g/㎡ 또는 중질지 80g/㎡]

(뒤쪽)

6. 사업자등록신청 및 사업 시 유의사항(아래 사항을 반드시 읽고 확인하시기 바랍니다)

가. 사업자등록 **명의를 빌려주는 경우 해당** 법인에게 부과되는 각종 세금과 과세자료에 대하여 소명 등을 해야 하며, 부과된 세금의 체납 시 **소유재산의 압류 · 공매처분, 체납내역 금융회사 통보, 여권발급제한, 출국규제 등**의 불이익을 받을 수 있습니다.
나. 내국법인은 주주(사원)명부를 작성하여 비치해야 합니다. 주주(사원)명부는 사업자등록신청 및 법인세 신고 시 제출되어 지속적으로 관리되므로 사실대로 작성해야 하며, 주주명의를 대여하는 경우에는 **양도소득세 또는 증여세**가 과세될 수 있습니다.
다. 사업자등록 후 정당한 사유 없이 **6개월이 경과할 때까지 사업을 개시**하지 아니하거나 **부가가치세 및 법인세를 신고하지 아니하거나 사업장을 무단 이전**하여 실지사업여부의 확인이 어려울 경우에는 **사업자등록이 직권으로 말소**될 수 있습니다.
라. **실물거래 없이 세금계산서 또는 계산서를 발급하거나 수취하는 경우** 「조세범처벌법」 제10조제3항 또는 제4항에 따라 해당 법인 및 대표자 또는 관련인은 **3년 이하의 징역 또는 공급가액 및 그 부가가치세액의 3배 이하에 상당하는 벌금에 처하는 처벌**을 받을 수 있습니다.
마. 신용카드 가맹 및 이용은 반드시 사업자 본인 명의로 해야 하며 **사업상 결제목적 이외의 용도로 신용카드를 이용할 경우** 「여신전문금융업법」 제70조제2항에 따라 **3년 이하의 징역 또는 2천만원 이하의 벌금에 처하는 처벌을 받을 수 있습니다.**
바. 공익법인의 경우 공익법인에 해당하게 된 날부터 **3개월 이내에 전용계좌를 개설하여 신고**해야 하며, **공익목적사업과 관련한 수입과 지출금액**은 반드시 신고한 **전용계좌를 사용**해야 합니다.(미이행 시 가산세가 부과될 수 있습니다.)

신청인의 위임을 받아 대리인이 사업자등록신청을 하는 경우 아래 사항을 적어 주시기 바랍니다.

대리인 인적사항	성명		주민등록번호	
	주소지			
	전화번호		신청인과의 관계	
신청 구분	[ ] 사업자등록만 신청 [ ] 사업자등록신청과 확정일자를 동시에 신청 [ ] 확정일자를 이미 받은 자로서 사업자등록신청 (확정일자 번호:)			

신청서에 적은 내용과 실제 사업내용이 일치함을 확인하고, 「법인세법」 제75조의12제3항 · 제109조 · 제111조, 같은 법 시행령 제152조부터 제154조까지, 같은 법 시행규칙 제82조제7항제11호 및 「상가건물 임대차보호법」 제5조제2항에 따라 법인설립 및 국내사업장설치 신고와 사업자등록 및 확정일자를 신청합니다.

년 월 일

신 청 인 (인)
위 대리인 (서명 또는 인)

세무서장 귀하

첨부 서류	1. 정관 1부(외국법인만 해당합니다) 2. 임대차계약서 사본(사업장을 임차한 경우만 해당합니다) 1부 3. 「상가건물 임대차보호법」의 적용을 받는 상가건물의 일부를 임차한 경우에는 해당 부분의 도면 1부 4. 주주 또는 출자자명세서 1부 5. 사업허가 · 등록 · 신고필증 사본(해당 법인만 해당합니다) 또는 설립허가증사본(비영리법인만 해당합니다) 1부 6. 현물출자명세서(현물출자법인의 경우만 해당합니다) 1부 7. 자금출처명세서(금지금 도 · 소매업, 액체 · 기체연료 도 · 소매업, 재생용 재료 수집 및 판매업, 과세유흥장소에서 영업을 하려는 경우에만 제출합니다) 1부 8. 본점 등의 등기에 관한 서류(외국법인만 해당합니다) 1부 9. 국내사업장의 사업영위내용을 입증할 수 있는 서류(외국법인만 해당하며, 담당 공무원 확인사항에 의하여 확인할 수 없는 경우만 해당합니다) 1부 10. 신탁 계약서(법인과세 신탁재산의 경우만 해당합니다) 1부 11. 사업자단위과세 적용 신고자의 종된 사업장 명세서(법인사업자용)(사업자단위과세 적용을 신청한 경우만 해당합니다) 1부

작성방법

사업장을 임차한 경우 「상가건물 임대차보호법」의 적용을 받기 위해서는 사업장 소재지를 임대차계약서 및 건축물관리대장 등 공부상의 소재지와 일치되도록 구체적으로 적어야 합니다.
(작성 예) ○○동 ○○○○번지 ○○호 ○○상가(빌딩) ○○동 ○○층 ○○○○호

210mm×297mm[백상지 80g/㎡ 또는 중질지 80g/㎡]

| 찾아보기 |

[저자 약력]

박연자 경영학 박사

- 현, 부천대 세무회계 겸임교수
  대영회계법인(www.dysemu.com) 전무이사
  ㈜피앤에스파트너스 대표이사
  한국산업정보학회 이사

신상규 공인회계사

- 전, 사단법인 한국세무학회 감사
- 현, 대영회계법인대표공인회계사
  ○○세무서 납세자보호위원회위원
  ○○지방국세청 국세심사위원

허지웅 약사

- 전, 인천 중 · 동구 약사회 회장 연임
- 현, 허지웅 약국 대표약사
  약사의 미래를 준비하는 모임 윤리위원장
  대한약사회 약사공론 사장

약국 세무 처방전

2022년 6월 5일 1판 1쇄 인쇄
2022년 6월 10일 1판 1쇄 발행

저 자 | 박연자 · 신상규 · 허지웅
발행인 | 이수영
발행처 | 도서출판 청람
서울시 마포구 독막로 288(대흥동, 세양상가 109호)
전 화 | 02)3272-2601(대)~2
팩 스 | 02)3272~2603
이메일 | crbooks@daum.net
홈페이지 | http://www.crbooks.co.kr
등 록 | 2000년 8월 26일 제6-0509호

ISBN 978-89-5972-882-4 93510 [정가 20,000원]